Renate Beyschlag

Altengymnastik und
kleine Spiele

Renate Beyschlag

Altengymnastik und kleine Spiele

Anleitung für Übungsleiter in Heimen, Begegnungsstätten und Verbänden

4., ergänzte Auflage

Mit 70 Abbildungen auf 15 Bildtafeln

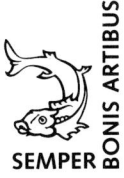

SEMPER BONIS ARTIBUS

Gustav Fischer Verlag
Stuttgart · New York · 1990

Anschrift der Autorin:

Renate Beyschlag
Katharinenstraße 6
D-5357 Swisttal-Buschhoven

CIP-Titelaufnahme der Deutschen Bibliothek

Beyschlag, Renate:
Altengymnastik und kleine Spiele : Anleitung für Übungsleiter
in Heimen, Begegnungsstätten und Verbänden / Renate Beyschlag.
[Fotos: Hans Beyschlag. Zeichn.: Karin Hölper]. –
4., erg. Aufl. – Stuttgart ; New York : Fischer, 1990
   ISBN 3-437-00612-6

© Gustav Fischer Verlag · Stuttgart · New York · 1990
Wollgrasweg 49 · D-7000 Stuttgart 70
Satz: SCS Schwarz Computersatz · Stuttgart
Druck: Druckerei Karl Grammlich · Pliezhausen
Einband: Großbuchbinderei Maier · Leinfelden-Echterdingen
Fotos: Hans Beyschlag · Swisttal-Buschhoven
Zeichnungen: Karin Hölper · Altena
Printed in Germany

Geleitwort

Das vorliegende Buch über Altengymnastik ist, wie sonst selten bei vergleichbaren Veröffentlichungen, ein Buch aus der Praxis für die Praxis.

Die Verfasserin, ausgewiesen durch langjährige Pionierarbeit in der Altenarbeit und vor allem auch in der Übungsleiterausbildung für die Altengymnastik, kennt die *Barrieren*, die den Älteren den Weg in eine Gymnastikgruppe erschweren, die *Gefahren*, die in jeder Übungsstunde lauern und die vielfältigen *Schwierigkeiten*, denen der weniger erfahrene Übungsleiter gegenübersteht.

Daher kann der Leser sicher sein, daß jede Übung des umfassenden Repertoires und ebenso die vielen praktischen und methodischen Hinweise sämtlich in der Praxis erprobt wurden.

Trotz der sehr engen Praxisorientierung bleibt diese Anleitung nicht theorielos, sondern folgt zentralen pädagogischen Leitgesichtspunkten, von denen zwei exemplarisch hervorgehoben werden sollen.

Altengymnastik bedarf der besonders sorgfältigen *altersgemäßen Dosierung*. Sie soll durch einfache Grundformen, durch Übungen mit niedriger Reizintensität und verringertem Tempo dem Älteren die Alltagsmotorik erhalten bzw. sie wieder herstellen helfen.

Altengymnastik darf auf gar keinen Fall überfordern, durch allzu sportliche Ansprüche den Älteren verschrecken oder ihn gar gesundheitlich schädigen. Ein Herzkollaps durch Überanspruchung, eine schwere Verletzung durch mangelhafte Sorgfalt bei der Übungsauswahl haben für den Skeptiker mehr Beweiskraft als die medizinisch belegten Vorteile des Altensports.

Als eine weitere Leitidee ist zu nennen, daß einer so eingeschränkten, vorsichtigen Zweckgymnastik das Freudbetonte, das unbeschwert Lebensbejahende, das die Gymnastik der Jüngeren auszeichnet, keineswegs fehlen muß. Vielmehr gehört die *Freude an der Bewegung*, die gute Atmosphäre des gemeinsamen Tuns, bei dem auch das ermutigende Wort, die mitfühlende Frage nicht fehlen sollten, zu dem unabdingbaren Rahmen einer modernen Altengymnastik.

Möge dieses Buch die Skeptiker überzeugen, die Übungsleiter und Praktiker anregen und vor Fehlern bewahren, damit der Altensport und insbesondere die wohl geeigneteste und vielseitigste Form der Altengymnastik weitere Anhänger findet und mithelfen kann, durch mehr Aktivität das Alter zu meistern.

Dieter Schmidt
Stud.-Prof. am Sportwissenschaftlichen
Institut der Universität Bonn

Vorwort

Dieses Buch soll das Grundwissen über Altengymnastik mit vielen Übungs-
vorschlägen vermitteln, über das jeder Übungsleiter verfügen soll, wenn er
die Verantwortung für Gymnastik mit Senioren übernimmt.

Altengymnastik ist eine neue Bewegungsform der Leibesübungen, die die
biologische Verfassung des älteren Menschen berücksichtigt. Entsprechend
dosiert, können die Übungen bis ins hohe Alter und auch bei Behinderungen
ausgeführt werden. Als Gruppengymnastik entspricht sie dem Bewegungs-
wunsch, macht Freude, fördert die Gemeinschaft und verdrängt das Be-
wußtsein der Einsamkeit.

Es ist schwer zu sagen, wer den Anstoß zur bundesweiten Verbreitung einer
altersgerechten Gymnastik gab, die ältere Generation selbst oder die Initia-
tiven von Verbänden, von denen einige Anregungen und erste Erfahrungen
von der Schweizer Vereinigung für Altersturnen bezogen haben. Jedenfalls
gibt es heute kaum einen Altenclub, kaum eine Altenbegegnungsstätte und
kaum ein Altenheim ohne Gymnastikgruppen. Viele Angehörige dieser Ein-
richtungen suchen in fröhlicher Gemeinschaft ein auf sie zugeschnittenes
Bewegungsprogramm.

Mit diesen inzwischen unübersehbaren Gymnastikgruppen waren auch genauso viel Übungsleiter zur Stelle, begeistert von der Idee, bewundernswert
in ihrem Engagement, aber häufig ohne ausreichende fachliche Kenntnisse,
zumal die gering angebotenen Übungsleiter-Ausbildungen in Altengymnastik mit dem Bedarf an Übungsleitern leider bis heute nicht Schritt halten.

Die Übungsleiter wagten sich an eine Aufgabe, die sich als eine Art «Breiten-
gymnastik» entwickelte und über die es in dieser Form bei uns noch keine
einschlägigen Erfahrungen geben konnte. Kein Wunder, daß manche Vor-

stellungen revidiert werden mußten, die den kritischen Erwartungen der Älteren gegenüber der Gymnastik nicht entsprachen.

Die Altengymnastik ist nicht allein Zweckgymnastik zur Erhaltung der Beweglichkeit für die Alltagsverrichtungen, aber auch gar nicht eine nur auf Stimmung bedachte «Schneewalzer-Gymnastik», die nur einen kleinen Kreis von Senioren für längere Zeit begeistern kann. Die Erhaltung der Beweglichkeit und der Kräfte ist zweifellos eine ihrer vordringlichsten Aufgaben. Aber Gymnastik ist auch Freude an der Bewegung. Hierin unterscheidet sich die Altengymnastik in keiner Weise von der Gymnastik für Jüngere. Rhythmische und harmonische Bewegungen begeistern jedes Lebensalter.

Mit den Erfahrungen der vielseitigen Tätigkeit als Ausbilderin von Übungsleitern der Altengymnastik in Verbänden und Altenpflegeschulen wird versucht, mit dem Inhalt dieses Buches ein abgerundetes Bild über Art, Wirkungsmöglichkeiten und Ziele der Altengymnastik zu geben. Die Übungsweise, Grundübungen für alle Körperregionen ohne und mit einer Vielfalt von Handgeräten und das Üben nach Musik werden beschrieben. Vorschläge für kleine Spiele, beliebt als fröhlicher Abschluß einer Gymnastikstunde, ergänzen das umfangreiche Bewegungsprogramm. Dabei bleibt der Phantasie des Übungsleiters genügend Spielraum zur persönlichen Gestaltung seiner Übungsstunde. Auf das Erkennen der Grenzen der Bewegungsmöglichkeiten im Alter, auch bei chronischen Alterskrankheiten, wird besonders eingegangen.

Mit der Herausgabe dieses Buches verbindet die Verfasserin die Hoffnung,
- bereits tätigen Übungsleitern neue Anregungen und Kenntnisse vermitteln zu können und Unsicherheiten zu beheben,
- neuauszubildenden Übungsleitern in Verbänden und Altenpflegeschulen das notwendige Grundwissen für Ausbildung und Praxis als Arbeitsunterlage zu übergeben,
- interessierten Gymnastik- und Sportlehrern die erfahrungsgemäß schwierige Einstellung auf die geringere Belastbarkeit des alten Menschen zu erleichtern,
- den ausschließlich in Therapie tätigen Krankengymnasten Bewegungsformen auch für Gesunde näher zu bringen
- und Verbände zur vermehrten Ausbildung qualifizierter Übungsleiter anzuregen.

Langjährige Erfahrungen mit unterschiedlichen Gymnastikgruppen sowie Beobachtungen über Lernfähigkeit und Grenzen in der Bewegung des älteren Menschen werden in diesem Buch weitergegeben. Es ist der Wunsch der Verfasserin zu helfen, die Qualität der praktizierten Altengymnastik soweit nötig und möglich zum Wohle der alten Menschen zu verbessern.

Die Ergebnisse des regelmäßigen Erfahrungsaustausches mit unzähligen Mitarbeitern der Altengymnastik untermauern die Aussagen der vorliegenden Arbeit. Kollegen und Übungsleitern sei daher herzlich gedankt für die vielen gemeinsamen Stunden der Diskussion, die zur Herausgabe dieser Anleitung ermutigt haben.

Renate Beyschlag

Inhalt

Einleitung

Die Altengymnastik ist ein eigenständiges Bewegungsangebot. Ihre Übungen schulen die natürlichen Bewegungsformen und sind im wesentlichen der allgemeinen Gymnastik entnommen. Bei den Überlegungen zur Auswahl geeigneter Übungen und zur Übungsweise, müssen die natürlichen Alterserscheinungen des Menschen berücksichtigt werden.

Wie beurteilt der ältere Mensch diese Erscheinungen selbst? Darüber berichtet das Institut für Sport und Sportwissenschaft der Universität Heidelberg. Auf Befragung werden folgende erste Anzeichen des «Alt-Werdens» u. a. angegeben:

- das offenkundige Nachlassen der Elastizität des Bewegungsapparates,
- die wachsende Unsicherheit im motorischen Verhalten,
- die rasche körperliche Ermüdbarkeit,
- das Gefühl des Nicht-mehr-Gewachsenseins für größere körperliche Anstrengungen und
- die Häufung körperlicher Beschwerden.

Diese Alterserscheinungen treten bei jedem einzelnen früher oder später, schwächer oder stärker, auf und haben nicht selten ein Nachlassen der eigenen Selbstsicherheit zur Folge. Ihnen zu begegnen und zu versuchen, sie durch gezieltes Üben zu mildern, gehört zu den vordringlichsten Aufgaben der Altengymnastik. So können Lockerungs-, Dehn- und Kräftigungsübungen die Elastizität des Bewegungsapparates trainieren. Übungen gegen Haltungsschwäche werden notwendig und Koordinations-, Reaktions- und Gehübungen erhalten die Sicherheit der Motorik, um vor Ungeschicklichkeiten und Unfällen im Alltag zu bewahren.

Wegen des veränderten altersbedingten Bewegungs- und Leistungsvermögens wird in der Altengymnastik auf Grundformen wie Laufen, Hüpfen und

1

Springen, sowie auf Kraft- und Schnellkraftübungen verzichtet. Dagegen gelangen zu besonderer Bedeutung das Bewegen nach Musik und das Üben mit einer großen Auswahl geeigneter und ansprechender Handgeräte. Diese rhythmischen und spielerischen Übungsformen nehmen der Altengymnastik den ausschließlichen Charakter einer Gesundheitsmaßnahme und erfüllen die Übungsstunden mit Bewegungsfreude.

Die Schulung des Bewegungsgefühls ist eine vordringliche Aufgabe jeder Gymnastik. Damit wird gleichzeitig die richtige Einschätzung der eigenen körperlichen Fähigkeiten erreicht, die Grenzen der Beweglichkeit und die Möglichkeit ihrer Verbesserung erkannt. Durch eine verbesserte Bewegungsfähigkeit stellt sich mehr Selbstvertrauen ein.

Von der körperlichen Verfassung der Übenden hängt es ab, ob gar nicht, zeitweise oder nur im Sitzen geübt wird. Das ausschließliche Üben auf dem Stuhl bedeutet eine Einschränkung der Übungsauswahl. Bei Gruppen, die auch stehend und gehend üben können, eröffnet gerade die Einbeziehung des Stuhls ganz neue Möglichkeiten im Übungsprogramm und in der Übungsweise.

Da die Gruppen nicht zu groß sein sollen, ein Stuhl nicht fehlen darf, wird nach Möglichkeit in Gemeinschaftsräumen geübt und nicht in Turnhallen. Das erleichtert auch Nichtsportlern den Zugang zur Gymnastik, weil der Gedanke an leistungsorientierten Sport gar nicht erst aufkommt.

Auf körperliche Beschwerden und Behinderungen wird in den Gymnastikstunden Rücksicht genommen und zum Aussetzen bei Übungen empfohlen, die in den besonderen Fällen schaden könnten. Wegen der Dosierbarkeit des Übungsprogramms ist die Altengymnastik sogar in Pflegeheimen möglich und beliebt, zumal damit ein Treffen in heiterer Runde verbunden ist.

Eine gezielte Behandlung von Krankheiten des Bewegungsapparates ist allerdings nicht möglich. Hier wird der Unterschied zur Krankengymnastik deutlich. Während in der Altengymnastik die vorhandenen motorischen Funktionen erhalten und möglichst verbessert werden sollen, werden in der Krankengymnastik gesundheitliche Schäden auf Verordnung des Arztes durch medizinisch geschulte Therapeuten behandelt. Um Mißverständnisse zu vermeiden, wird ausdrücklich vermerkt, daß die Altengymnastik nicht in den Bereich der Krankengymnastik fällt, wenn auch in manchen Fällen durch die natürlichen Bewegungen nebenbei therapeutische Wirkungen erzielt werden können.

Wer von den älteren Menschen erkannt hat, daß die Altengymnastik für sein Wohlbefinden nützlich ist, fühlt sich von ihr stark angezogen. Den größten Zulauf verzeichnet die Gymnastik durch Frauen, nicht nur, weil es im Alter weniger Männer gibt. Frauen interessieren sich seit jeher mehr für Gymnastik,

2

während die Männer der heutigen älteren Generation anderen Sportarten den Vorzug gaben. Bedauerlicherweise gibt es auch nur wenige männliche Übungsleiter. Es ist jedoch zu beobachten, daß zunehmend auch Männer im vorgerückten Alter die Bedeutung von Gymnastik für ihre Gesundheit anerkennen und den Weg zu einer Gymnastikgruppe finden.

Angetan von der guten Wirkung, die die Altengymnastik auf das Allgemeinbefinden ausübt, stellen sich viele Teilnehmer aus den gelernten Übungen ein Programm zusammen, das ihnen persönlich besonders nützlich erscheint und nach dem sie regelmäßig zu Hause üben.

Ganz allgemein gesehen ist die Generation, die jetzt das Alter erreicht hat, durch den guten Breitensport ihrer Jugendzeit für Bewegungsangebote sehr aufgeschlossen und z. T. in der Gymnastik mit guten Vorkenntnissen ausgestattet, weshalb vom Übungsleiter in fachlicher Hinsicht entsprechende Voraussetzungen erwartet werden.

Viele alte Menschen kommen aber zur Gymnastik nicht nur wegen der nützlichen Bewegung, sondern auch – mehr oder weniger selbst eingestanden – um Kontakte zu knüpfen, der Einsamkeit zu entrinnen, oder einfach Abwechslung zu haben. Je behinderter der Teilnehmer ist, je eintöniger und freudloser sein Leben für die Zukunft erscheint, umso mehr rückt die soziale Bedeutung der Altengymnastik in den Vordergrund. In Pflegeheimen überwiegt das Bedürfnis nach Unterhaltung und Zuwendung. Das ist verständlich, wenn man bedenkt, wie schwer dort häufig jede Bewegung fällt.

Persönlichkeit und Wesen des Übungsleiters prägen wesentlich die Stimmung und den Ton in den Gruppen. Sein Verhalten kann dazu beitragen, daß sich ein Gefühl der Geborgenheit und des Interesses für einander entwickelt. Dafür muß bei aller Gymnastik auch Zeit bleiben. In warmherziger Atmosphäre eine bestmögliche Gymnastik anzubieten, sollte das Bestreben jedes Übungsleiters sein.

Zeichen und Erklärungen

! = Vorsicht, Sturzgefahr. Festhalten am Stuhl oder Partner muß möglich sein.

λ = Ausführung der Übung im Gehen

ľ = Ausführung der Übung im Stehen

h = Ausführung der Übung im Sitzen auf dem Stuhl

⌣ = Ausführung der Übung in Rückenlage auf dem Boden oder im Bett

∟ = Ausführung der Übung im Langsitz auf dem Boden oder im Bett mit oder ohne Rückenstütze.

Wenn für Arme und Beine keine besondere Ausgangsstellung angegeben ist, kann der Übungsleiter sie selbst wählen.

Wenn rechts und links nicht erwähnt wird, soll auf beiden Seiten gleichmäßig geübt werden.

1. Altengymnastik – eine Maßnahme gegen den Bewegungsmangel und seine Folgen

Bewegungsübungen sind für den alten Menschen um so dringender, je ruhiger und bewegungsärmer sein Alltag verläuft.

Die Übungen dienen der Erhaltung und Verbesserung des Allgemeinzustandes und sollen mögliche Schäden infolge des Bewegungsmangels verhindern.

Bedeutung von Bewegungsübungen	Mögliche Folgen von Bewegungsmangel
Erhalten und Verbessern der Funktionstüchtigkeit des Bewegungs- und Haltungsapparates (z. B. Muskelkraft, Elastizität der Muskeln, Sehnen und Bänder, Beweglichkeit der Gelenke, Erhalten der Knochensubstanz).	Muskelschwund, Muskeln, Sehnen und Bänder werden unelastisch und reißen leicht bei Belastung, Gelenke versteifen (z. B. Spitzfuß bei Bettlägerigkeit), Wirbelsäulenschäden, Haltungsverfall, Knochenabbau
Erhöhen des Sauerstoffbedarfs, dadurch Verbessern der Atmung und Anregen der Tätigkeit des Herzens, des Kreislaufs und des Stoffwechsels.	Schnelle Ermüdbarkeit, Schlafstörungen, Kreislaufschwäche, Durchblutungsstörungen, Appetitlosigkeit, Verstopfung, bei Bettlägerigkeit: Lungenentzündung, Thrombose, Decubitus (Druckgeschwür).

Bedeutung von Bewegungs-übungen	Mögliche Folgen von Bewegungsmangel
Trainieren der Geschicklichkeit und Gewandtheit, d. h. von Koordination und Reaktion.	Unsicherheit in den Bewegungen, Verletzungsgefahr durch Ungeschicklichkeit, Sturzgefahr bei unkoordiniertem Gang, Verlangsamtes Reaktionsvermögen und dadurch erhöhte Unfallgefahr in unerwarteten Situationen.
Verbessern der Grundstimmung, Freude schon bei kleinsten Fortschritten, Gewinnen von Selbstvertrauen, Aktivieren des Willens, selbst etwas gegen zunehmende Alterserscheinungen zu tun.	Geistige und körperliche Trägheit, Gleichgültigkeit, Teilnahmslosigkeit, Mutlosigkeit, Resignation, Depression.

Erläuterung:

Koordination

Bezogen auf die Bewegungen des Menschen bedeutet Koordination das intakte Zusammenspiel des Zentralnervensystems mit den Muskeln des Bewegungsapparates.

Jede Bewegung ist ein komplizierter Vorgang. Sie kommt durch den Impuls zustande, der vom Gehirn ausgeht und von den Nerven weitergeleitet wird zu den Muskeln, die mit möglichst geringem Kraftaufwand (Sauerstoffverbrauch) den gezielten Bewegungsablauf vollziehen. Bei Störungen durch Krankheit oder Unfall in diesem Bereich (z. B. Schlaganfall, Gehirnsklerose, Nervenentzündung, Muskelzerrung, Muskelschwund) ist der Bewegungsablauf gehemmt, unkontrolliert oder stillgelegt. Ungeübte Bewegungsmöglichkeiten verkümmern (z. B. Bewegen einer einzelnen Zehe). Geschicklichkeit und harmonische Bewegung (z. B. beim Gang) sind immer Zeichen guter Koordination.

Wie alle Körperfunktionen muß daher auch die Koordination zeitlebens, besonders im Alter, trainiert werden.

Reaktion

Die Umwelt stellt den Menschen immer wieder vor unerwartete Situationen. Die Zeit, die ein Mensch braucht, um auf einen Reiz zu reagieren, die Reaktionszeit, ist von großer praktischer Bedeutung.

Menschen mit kurzer Reaktionszeit sind geistig beweglich, gewandt, geistesgegenwärtig und schlagfertig,

bei langer Reaktionszeit sind sie lahm, träge und schwerfällig.

Allgemein nimmt die Reaktionszeit mit fortschreitendem Alter zu. In Gefahrensituationen, z. B. im Straßenverkehr, kann eine lange Reaktionszeit tödliche Folgen haben. Übungsleiter werden daher regelmäßig die körperliche und geistige Reaktionsfähigkeit trainieren. Dafür eignen sich vorwiegend Übungen mit Geräten und kleine Spiele.

2. Empfehlungen zur Organisation von Gymnastikgruppen

Was ist vor Aufnahme eines regelmäßigen Bewegungstrainings mit Gruppen zu bedenken?

2.1 Absprache mit dem Träger[1]

Jeder Übungsleiter sollte nur mit Einverständnis des zuständigen Trägers oder seines Arbeitgebers eine Gruppengymnastik durchführen. Hierbei ist besonders wichtig, daß von Anfang an die Versicherungsfragen den Übungsleiter und die Teilnehmer betreffend geklärt sind.

2.2 Übungsraum

Der Übungsraum sollte so groß sein, daß die Teilnehmer ohne Einschränkung alle Übungsformen ausführen können. Auch seine Gestaltung trägt wesentlich zur Atmosphäre im Verlauf der Übungsstunde bei.

Der Raum muß hell, freundlich, beheizbar und zum Üben gut durchlüftet sein. Gehfähige Gruppen sollten genug Platz haben, um ohne Einschränkungen auch Gehübungen und Schrittfolgen ausführen zu können. Sitzgruppen benötigen mindestens 5 qm Fläche pro Person. Der Fußboden muß rutschfest und

---

1 Verantwortliche Stelle, unter deren Obhut die Gruppengymnastik stattfinden soll.

darf nicht kalt sein. Am besten eignet sich Holz- oder Teppichboden. Turnhallen sind wegen ihrer Größe, ihrer unpersönlichen Atmosphäre und fehlender Stühle nicht zu empfehlen.

Für jeden Teilnehmer wird ein stabiler Stuhl mit gerader Rücken-, aber ohne Armlehne benötigt. Stühle mit Rollen, Sessel, Hocker und Turnbänke als Sitzgelegenheit sind ungeeignet.

Außerdem sind erforderlich: Umkleideraum mit ausreichender Kleiderablage, Schrank für Handgeräte, Toiletten, Waschgelegenheit, Erste-Hilfe-Ausrüstung und Telefon.

2.3 Teilnehmer – Gruppenzusammensetzung

Die Übungen der Altengymnastik sind geeignet für Frauen und Männer, für sportlich Geübte und Ungeübte, für Gesunde und gesundheitlich beeinträchtigte bzw. behinderte Personen. Für die untere Altersgrenze der Teilnehmer gilt als Richtwert etwa das 60. Lebensjahr.

Eine Gymnastikgruppe sollte nicht mehr als 20 Teilnehmer zählen. Größere Gruppen sind für den Übungsleiter unüberschaubar. Unterschiede in der individuellen Belastbarkeit können dann nicht mehr berücksichtigt werden, und der persönliche Kontakt innerhalb der Gruppe und mit dem Übungsleiter – bei alten Menschen besonders wichtig – entfällt.

Die Unterschiede innerhalb einer Gruppe sollten konditionsmäßig nicht zu groß sein, während Altersunterschiede eine geringere Rolle spielen, da das kalendarische und biologische Alter häufig nicht übereinstimmen. Für den Übungsleiter ist es unmöglich, ein Programm zusammenzustellen, das allen gerecht wird, wenn die geistige und körperliche Belastbarkeit der Teilnehmer zu sehr voneinander abweichen.

Es besteht aber keine Schwierigkeit, sogenannte sportlich Geübte und Ungeübte, wenn sie gleicher gesundheitlicher Verfassung sind, in einer Gruppe zusammenzufassen. Natürlich sind in bezug auf Koordination und Beherrschung von Bewegungsabläufen Geübte den Ungeübten voraus, doch holen erfahrungsgemäß die Ungeübten schnell auf, da gutes Bewegungsgefühl zu einem Teil auch angeboren ist. Außerdem werden allzu komplizierte Bewegungen in der Altengymnastik nicht mehr verlangt.

Gruppen zu teilen, wenn sie zu groß oder in ihrer Leistungsfähigkeit zu unterschiedlich geworden sind, stößt auf große Schwierigkeiten. Hier muß sehr behutsam vorgegangen werden. Beim Teilen großer Gruppen finden in erster Linie die Wünsche der Teilnehmer Berücksichtigung. Beim Aufteilen in leistungsstärkere und -schwächere Gruppen darf von einer Einstufung in «schwächere» oder «stärkere», oder «bessere» z. B. nicht die Rede sein. Man teilt die Gruppen ein in solche, in denen mehr oder weniger im Sitzen geübt wird.

2.4 Tageszeit und Dauer des Übens

Nach Möglichkeit sollte immer an gleichen Wochentagen zur gleichen Uhrzeit geübt werden. Die Teilnehmer stellen sich darauf ein und nehmen sich dann nichts anderes vor. Günstig sind die Vormittagsstunden, andernfalls mindestens 2 Stunden nach einer Hauptmahlzeit. Nach dem Abendbrot sollte nicht mehr geübt werden.

Gymnastikgruppen in Begegnungsstätten oder Vereinen üben gewöhnlich einmal in der Woche 45–60 Minuten. In Heimen kann häufiger und eventuell kürzere Zeit geübt werden. Je länger eine Übungseinheit dauert, um so sorgfältiger ist auf nötige Erholungspausen zu achten.

2.5 Kleidung

Die Kleidung soll luftig und nicht bewegungshemmend sein. Bewegliche Gruppen bevorzugen lange Hosen bzw. Gymnastikanzüge. Sehr behinderte Sitzgruppen üben meist wegen der Mühsal des Umziehens in der Tageskleidung. Gymnastikschuhe sind wegen der Fußarbeit erwünscht. Die Sohlenbeschaffenheit sollte Bremseffekt beim Üben auf Teppichboden ausschließen (Beratung beim Fachhandel). Es hängt allerdings von der Beschaffenheit der Füße ab, ob feste Schuhe mit Fußbett, mit gewohntem Absatz oder gar orthopädische Schuhe unerläßlich sind. Das Üben ohne Fußbekleidung (barfuß) sollte der Übungsleiter aus hygienischen und gesundheitlichen Gründen nicht zulassen.

2.6 Einverständnis des Arztes

Der Übungsleiter bittet die Teilnehmer nachdrücklich, sich bei ihrem Hausarzt in regelmäßigen Abständen zu erkundigen, ob sie an der Gymnastik teilnehmen dürfen. Dies ist besonders wichtig nach schweren Erkrankungen oder bei auffälliger Verschlechterung des Allgemeinbefindens. Die Einwilligung des Hausarztes ist notwendig mit Rücksicht auf die eigene Gesundheit und auf die Verantwortung, die der Übungsleiter jedem Teilnehmer gegenüber hat. – Nur in Pflegeheimen ist unbedingt die unmittelbare Absprache mit dem betreuenden Arzt über Übungsauswahl und -maß erforderlich, aber auch zulässig.

3. Der Übungsleiter Voraussetzungen, Verhalten und Aufgaben

Wer als Übungsleiter eine Gymnastikgruppe übernehmen will, muß

- gesundheitlich den Aufgaben für diese Tätigkeit gewachsen sein,
- bewegungsbegabt und gymnastisch geschult sein,
- über ein gutes Rhythmusgefühl verfügen,
- bereit sein, Verantwortung zu tragen,
- viel Zeit und Geduld auch für persönliche Anliegen der ihm anvertrauten Menschen aufwenden,
- zuhören können, ohne andere mit eigenen Problemen zu belasten.

Neben diesen wichtigen Voraussetzungen wird eine gründliche Ausbildung zum Übungsleiter in Altengymnastik verlangt, denn die Qualität der dargebotenen Gymnastik hängt von den fachlich fundierten Kenntnissen und von der Lehrfähigkeit des Übungsleiters ab, die sich allerdings nur bei den entsprechenden räumlichen Verhältnissen voll entfalten können.

Die Freude des Übungsleiters an der Gymnastik und an der Arbeit mit der Gruppe überträgt sich auf die Übenden und motiviert diese zu regelmäßiger Teilnahme.

Der Übungsleiter ist bemüht, jedem Teilnehmer freundlich zu begegnen. Einseitige Bevorzugungen oder Sympathie-Äußerungen sollen vermieden werden.

Der Übungsleiter übt seinen Einfluß auf den guten Kontakt aller Beteiligten untereinander aus. Soweit möglich wird er versuchen, die nachteiligen Aus-

15

wirkungen von Cliquenbildung und andererseits Isolierungen von Teilnehmern zu verhindern. Er ist bemüht, Spannungen innerhalb der Gruppe auszugleichen.

Durch Ab- und Zugänge findet im Laufe der Zeit ein natürlicher Wechsel in der Zusammensetzung der Seniorengruppen statt. Der Übungsleiter nimmt sich der Neulinge besonders an, macht sie bekannt und hilft ihnen beim Einleben in der Gruppe.

Das Programm einer Übungsstunde legt der Übungsleiter rechtzeitig vor Übungsbeginn fest. Nur er hat den Überblick, welche Übungen den Bewegungsmöglichkeiten und -erfahrungen der Teilnehmer im allgemeinen entsprechen und für ein sinnvolles Bewegungstraining erforderlich sind. Dabei muß der Übungsleiter so flexibel sein, daß auch Anregungen und Wünsche aus der Gruppe sofort aufgegriffen und in den Stundenverlauf reibungslos eingefügt werden können. So werden die Teilnehmer zu aktiver Mitarbeit angeregt.

Die schwierigste Aufgabe des Übungsleiters besteht aber darin, das Übungsprogramm und die Übungsweise so zu gestalten, daß alle Teilnehmer, wie sie es brauchen, gefordert werden, daß sie spüren, etwas getan zu haben. Da aber die Belastbarkeit des einzelnen Teilnehmers nicht genau eingeschätzt werden kann, bleibt dem Übungsleiter ständig die Sorge, womöglich zu viel oder zu wenig zu fordern. Eine längere Erfahrung wird ihm dabei sehr hilfreich sein.

Die Teilnehmer vertrauen sich gern dem Übungsleiter an, wenn er über vielseitige, angemessene Übungsangebote verfügt, die Stundenprogramme abwechslungsreich und wirkungsvoll zusammenstellt und seine volle Aufmerksamkeit jedem einzelnen Teilnehmer widmet und dessen persönliche Möglichkeiten und Schwierigkeiten berücksichtigt.

Nur nach gründlicher Stundenvorbereitung kann der Übungsleiter die Gruppe gelassen und ausgeglichen durch die Übungsstunde führen.

Der Übungsleiter erscheint so rechtzeitig vor der Übungsstunde, daß er in Ruhe alle notwendigen Vorbereitungen treffen kann und auch noch Zeit hat, mit den Teilnehmern ein persönliches Wort zu wechseln. Die oft einsam lebenden Menschen haben das dringende Bedürfnis, ihnen wichtig erscheinende Gedanken oder Erlebnisse mitzuteilen.

Der Übungsleiter wird jede Möglichkeit der Fortbildung durch geeignete Fachliteratur, Erfahrungsaustausch mit anderen Übungsleitern oder Fortbildungsveranstaltungen wahrnehmen, um seine Kenntnisse ständig zu erweitern und zu vertiefen.

4. Inhalt und Aufbau einer Übungseinheit

Die Programmgestaltung einer Übungseinheit, auch Übungsstunde genannt, liegt allein in den Händen des Übungsleiters, der die Bewegungsfähigkeit und Belastbarkeit seiner Gruppe kennt. Der Übungsleiter wird im Laufe der Zeit – beginnend bei den einfachsten Übungen – die Gruppe allmählich vor immer mehr neue, erlernbare Aufgaben stellen, die das Körper- und Bewegungsgefühl der Teilnehmer verbessern. In den Senioren-Gymnastikgruppen ist bei regelmäßiger Teilnahme eine erstaunliche Lernfähigkeit bezüglich der Ausführung von Übungen und von Fertigkeiten sowie hinsichtlich der Verbesserung von Beweglichkeit und Haltung deutlich zu erkennen.

Da jede Gymnastikstunde nur ein Ausschnitt einer aufbauenden Bewegungsschulung über eine längere Zeit sein kann und die Gruppen unterschiedlich sind, wären Beispiele von Stundenmustern an dieser Stelle nicht sinnvoll und hilfreich. Doch sollte jede Übungsstunde die folgenden Übungen und Übungsformen beinhalten:

- Übungen zur Aufwärmung und zur Anregung des Kreislaufs
- Geh- und Gleichgewichtsübungen (eingeschränkt bei Sitzgruppen)
- Übungen zur Durcharbeitung des gesamten Bewegungsapparates (Dehn- und Kräftigungsübungen)
- Haltungsübungen
- Koordinationsübungen
- Reaktionsübungen
- Konzentrationsübungen
- rhythmisches Üben
- unbewußtes, spontanes Bewegen beim Üben mit Gerät oder beim Spiel
- gruppenförderndes Üben (Partnerübungen, Bewegungsspiele oder Spiele).

Anhand dieser Liste überprüft der Übungsleiter bei der Stundenvorbereitung, ob er all diese Punkte berücksichtigt hat, wobei die Schwerpunkte nach eigenem Ermessen gesetzt werden können.

Bei den Überlegungen, in welcher Reihenfolge das Übungsprogramm abgewickelt werden kann, spielt die wechselnde körperliche und geistige Leistungsfähigkeit und Aufnahmebereitschaft während einer Übungsstunde eine Rolle.

Für den Aufbau einer Übungseinheit in der Altengymnastik gilt die Empfehlung:

● vorsichtig und locker beginnen (Übungsabschnitt I),
● konzentriert und intensiv üben (Übungsabschnitt II),
● fröhlich und unbeschwert ausklingen lassen (Übungsabschnitt III).

Im einzelnen sollte beachtet werden:

I

Immer mit Übungen beginnen, die den Körper erwärmen und den Kreislauf anregen sowie Leib und Seele lockern ohne besondere Schwierigkeiten für körperliche und geistige Mitarbeit. Dazu gehören Gehformen aller Art, auch im Sitzen entsprechende Bein- und Armbewegungen, Lockerungsübungen, Bewegen nach Musik oder nach eigener Rhythmusangabe durch Klatschen und Zusammenschlagen von Rhythmushölzern oder Doppelklöppeln, aber auch spielerisches Üben mit Handgeräten, z. B. Werfen, Fangen, Zuspielen.

II

Es folgt konzentriertes Durcharbeiten des ganzen Körpers mit Kräftigungs-, Dehn- und Haltungsübungen sowie komplizierten Bewegungsabläufen, bei denen die Übenden körperlich und geistig wirklich gefordert werden. Gegen Ende dieses Übungsabschnittes sind rhythmisches Üben und Übungen mit Handgeräten geeignet, die wieder eine gewisse Auflockerung bringen und beim Üben mit Gerät in besonderem Maße die Geschicklichkeit und Reaktionsfähigkeit trainieren.

III

Fröhliche und entspannte Übungsformen bilden den Ausklang. Dazu gehören rhythmische Bewegungsspiele und kleine Spiele.

Je nach Dauer einer Übungseinheit, 30, 45 oder 60 Minuten, bleibt Zeit für die Abschnitte II und III. Für Abschnitt I, also für die Einstimmung und Erwärmung zu Beginn der Übungseinheit, sollten aber mindestens 8–10 Minuten angesetzt werden.

5. Übungsweise

Jeder Übungsleiter wird seinen eigenen Stil bei der Gestaltung der Übungsstunde haben. Doch sollten beim Üben mit Gruppen einige wichtige Hinweise beachtet werden.

5.1 Allgemeine Empfehlungen

Der persönliche Übungsstil des Übungsleiters muß sich der Zusammensetzung der Gruppe in bezug auf Geschlechter und Leistungsfähigkeit anpassen. Während bei Frauengruppen weichere Bewegungen beliebt sind, bevorzugen Männer den sportlichen Stil.

Der Übungsleiter ermuntert zwar zu einer regelmäßigen Teilnahme an den Gymnastikstunden, sie erfolgt aber immer freiwillig und ohne Druck.

Ein Leistungsdruck durch den Übungsleiter ist unangebracht. Er führt zu Überforderung und Mißstimmung in der Gruppe, genauso wie ehrgeiziges Leistungsdenken einzelner Teilnehmer. Dagegen ermuntert die Freude an der eigenen Leistungs- und Bewegungsfähigkeit zur regelmäßigen Teilnahme an der Gymnastik und anderen Aktivitäten.

In Pflegeheimen sollte nur in sehr schwierigen Fällen mit einzelnen Personen geübt werden, denn das Üben mit mehreren macht mehr Spaß. So kann man u. U. Gehfähige mit Bettlägerigen zusammen üben lassen.

Während jeder Übungsstunde wird den Teilnehmern Gelegenheit gegeben, sich nach eigenen Vorstellungen zu bewegen. Das gelingt am besten mit Musikbegleitung. So kann z.B. angeregt werden, zu Beginn der Stunde auf eigene Weise im Raum zu gehen oder sich im Laufe der Stunde nach einer schwungvollen Melodie zu bewegen. Auch beim Üben mit dem Handgerät überläßt man anfangs gern die Teilnehmer sich selbst. So werden sie mit dem Gerät schnell vertraut und können eigene Übungen ausprobieren.

Da die Teilnehmer sich häufig besonders gut bewegen wollen und sich gerade bei Bewegungseinschränkungen manchmal zu viel zutrauen, wird ihnen eindringlich gesagt, Bewegungen nur bis zur Schmerzgrenze auszuführen. Dies bezieht sich besonders auf Dehnübungen, die zu Beschwerden und Verletzungen führen können, wenn der Übende ein zu großes Bewegungsausmaß erzwingen will. Auch müssen die Teilnehmer wissen, daß sie pausieren sollen, wenn bestimmte Übungen sie überfordern.

Das Bewegungstempo beim Üben paßt sich dem Bewegungsrhythmus des alten Menschen an. Es wird ruhiger, mit Behinderten meist sehr langsam geübt. Ruckartige Bewegungen, besonders der Wirbelsäule, entfallen.

Die zunehmende Unsicherheit des motorischen Verhaltens im Alter zwingt zu vermehrter Hilfestellung bei Gleichgewichtsübungen. Festhalten am Partner oder Stuhl und Durchfassen im Stirnkreis schützen vor Stürzen.

Die formgerechte Ausführung der Übungen soll wegen körperlicher Beeinträchtigungen nicht erzwungen, auch nicht durch andauerndes Üben unbedingt erreicht werden. Wichtiger ist es, eine große Auswahl an Übungen zu bringen, die den verschiedenen Leistungsfähigkeiten gerecht wird und die Übungsstunde abwechslungsreich gestaltet.

Ob und wie lange während einer Übungsstunde im Sitzen geübt wird, richtet sich nach der Belastbarkeit der Gruppe. Wegen der Fixierung des Beckens lassen sich viele Rumpfübungen besonders gut im Sitzen ausführen. Aber auch für Hand- und Fußübungen ist das Sitzen zweckmäßig. Jedoch sind schwunghaft ausgeführte Bewegungen von Armen und Beinen im Sitzen gebremst und sollten, wenn möglich, im Stand ausgeführt werden.

Wie häufig eine Übung wiederholt werden kann, hängt davon ab, wie stark sie die Teilnehmer belastet.

Für die Durchblutung und zur Vermeidung von Überanstrengung ist es vorteilhaft, wenn beim Üben die Muskelgruppen häufig gewechselt werden und keine Körperregion zu lange beansprucht wird.

Beim Üben immer Zeit lassen, Pausen einlegen.

Grundsätzlich sollen die Übenden alle Bewegungen allein ohne Hilfe des Übungsleiters ausführen, auch auf der Pflegestation. Passives Bewegen (Abschnitt Bewegungsbezeichnungen) ist nur medizinisch-therapeutisch ausgebildeten Übungsleitern vorbehalten.

Beim Üben im Stand oder im Sitzen ist die Kreisaufstellung bei den Senioren zwar sehr beliebt, hat aber Nachteile:

> Der Übungsleiter hat die neben ihm Übenden nicht im Auge und diese können den Übungsleiter nur mit verdrehtem Hals sehen. Seitengleiches Üben ist erschwert.

Die beste Aufstellung, die den Blickkontakt zwischen dem Übungsleiter und den Teilnehmern sicherstellt, ist gegeben, wenn sich der Übungsleiter gegenüber der Gruppe befindet, welche Halbkreis- oder Blockaufstellung (Abschnitt Aufstellungen) einnimmt.

Die Aufstellung soll aber auch so gewählt werden, daß das Licht (Fenster) für alle, auch bei Partnerübungen, von der Seite kommt. Dann wird niemand geblendet. Andererseits sind die Gesichter der Teilnehmer so beleuchtet, daß irgendwelche Anzeichen von Unwohlsein oder Überanstrengung vom Übungsleiter beobachtet werden können.

Bei kreislaufanregenden Übungen (z. B. Gehen, Schwingen, schnelles Zuspielen von Handgeräten) hört der Übungsleiter auf die Atmung der Teilnehmer. Bei starker Beschleunigung der Atmung bricht der Übungsleiter dieses Üben ab und läßt beruhigende Übungen folgen.

Jede Übung wird zuerst vom Übungsleiter vorgezeigt und erläutert. Hierbei muß er berücksichtigen, daß je nach Grad der Behinderung Schwerhörige auf das Gezeigte während Sehbehinderte auf das Gesprochene angewiesen sind, um die Übung möglichst genau übernehmen zu können. Ohne den Stundenablauf dauernd zu unterbrechen, werden Wirkung und Bedeutung wichtiger Übungen erklärt.

Der Übungsleiter übt nach Möglichkeit gemeinsam mit den Teilnehmern. Viele Teilnehmer vergewissern sich gern beim Üben, ob sie den Bewegungsablauf richtig erfaßt haben.

Der Übungsleiter übt, außer bei Kreisaufstellung, spiegelbildlich. Das bereitet anfangs Schwierigkeiten. Zur Erleichterung empfiehlt sich, zunächst die Übungen nicht mit «rechts» oder «links» beginnen zu lassen, sondern mit der «Fensterseite» oder «Schrankseite» a. ä.

Die Übungen immer mit derselben Körperseite beginnen. Bevorzugt wird rechts, die bei der Mehrzahl der Teilnehmer geschicktere Seite. Für viele Übungen ist die Ausgangsstellung bzw. -haltung von Bedeutung.

Der Übungsleiter spart nicht mit Lob, weist auf Fortschritte hin, korrigiert aber auch da, wo er weiß, daß die Gruppe die Übung besser ausführen kann bzw. wenn offensichtlich einige Teilnehmer den Bewegungsablauf noch nicht sofort begriffen haben. Dies kann auch bei ungenauer Demonstration durch den Übungsleiter geschehen, wozu er sich dann auch bekennen sollte. Der Übungsleiter zeigt und erläutert die Übung von neuem, führt u. U. vor, wie es nicht aussehen soll, zeigt dann aber noch einmal die gewünschte Ausführung der Bewegung. Anerkennung und Hinweis auf Fehler sollten allgemein gehalten sein und sich nicht an einen Teilnehmer persönlich richten.

Bewegungsabläufe, die die Teilnehmer offensichtlich geistig oder körperlich überfordern, sollten sofort abgebrochen werden, bevor ein Gefühl der Frustration aufkommt.

5.2 Berücksichtigung der Atmung

Das Tempo von Übungen, die die Atmung unterstützen und bewußt werden lassen (z. B. wenn sich durch die Bewegung der Brustkorb abwechselnd weitet und verengt), wird vom Übungsleiter möglichst nicht angegeben. Denn Atemrhythmus und Atemtiefe sind bei jedem Menschen unterschiedlich und im Alter besonders abhängig von eventuellen Veränderungen der Atmungsorgane.

Ohne eine entsprechende Fachausbildung ist es dem Übungsleiter nicht möglich, die Atemkapazität und -fähigkeit der Teilnehmer zu beurteilen. Gezielte Atemübungen, die auf den individuellen Atemvorgang Einfluß nehmen sollen, gehören in die Hand von Therapeuten und nicht in die Altengymnastik.

In der Altengymnastik wird eine verbesserte Durchatmung ganz allgemein durch Temposteigerung mancher Übungen, Gehen und Schwingen erreicht. Auf eine gute Ausatmung sollte regelmäßig hingewiesen werden.

Bei isometrischen und anderen Kräftigungsübungen, besonders bei starker Anspannung der Bauchmuskulatur kommt es leicht zum vorübergehenden Anhalten der Luft, zur Preßatmung. Plötzliche Druckveränderungen in den Gefäßen u. a. sind die Folge (sichtbares Zeichen: hochroter Kopf). Im Alter besteht bei Preßatmung die Gefahr, daß Gefäße platzen. Um dies zu vermeiden, werden die Teilnehmer bei den genannten Übungen auf gleichmäßiges Weiteratmen hingewiesen. Das Pressen kann auch sicher verhindert werden, wenn die Gruppe während des Übens laut mitspricht, z. B. im Sitzen «Beine hoch und strecken, beugen, senken».

5.3 Rhythmisches Üben

Rhythmisches Üben erhöht nicht nur die Bewegungsfreude, sondern hat auch eine positive psychische Wirkung. Besonders schwierige Gruppen in Pflegeheimen, die in Gymnastikstunden nur wenig Reaktion und Interesse zeigen, lassen sich am leichtesten durch rhythmisches Üben aus ihrer Starrheit lösen.

Das Üben im gleichen Rhythmus wird auch als gemeinsames Erlebnis innerhalb der Gruppe empfunden. Die Rhythmusangabe erfolgt durch den Übungsleiter oder durch die Gruppe u. a. durch Sprechen, Singen, Klatschen, Treten, Fingerschnipsen oder durch Musik (Schallplatten, Kassetten). Die Tempoangabe richtet sich nicht allein nach der verlangsamten Bewegungsfähigkeit älterer Menschen, sondern auch nach dem günstigsten Übungstempo, das der Übungsleiter für jede Gruppe herausfinden muß.

Der Übungsleiter gibt beim rhythmischen Üben deutlich den Einsatz zum gemeinsamen Beginn mit einer Ankündigung (Auftakt), z. B. mit dem Wort «und».

5.4 Üben ohne Rhythmusangabe

Auf eine Rhythmusangabe durch den Übungsleiter oder durch Musik sollte aber verzichtet werden

- bei unbekannten Übungen, deren Bewegungsablauf erst ausprobiert werden muß,
- bei Übungen, die eine starke Konzentration erfordern, um die Bewegung bewußt zu erleben und das Gefühl für den eigenen Körper deutlich zu erfahren,
- bei Geschicklichkeitsübungen,
- bei Übungen, die den Atemrhythmus beeinflussen (Abschn. Berücksichtigung der Atmung).

5.5 Warnung vor unzuträglichen Übungen im Alter (Einschränkungen)

Bei den nachfolgenden Übungsanleitungen in diesem Buch wird dem Übungsleiter immer wieder ans Herz gelegt, auf verstärkt auftretende Behinderungen und Abnutzungserscheinungen unterschiedlichster Art in den Gruppen Rücksicht zu nehmen.

Grundsätzlich muß aber bei der Übungsauswahl in der Altengymnastik, auch bei den beweglichsten Gruppen, bedacht werden, daß die Belastbarkeit des Menschen im Alter laufend abnimmt, das betrifft den Bewegungsapparat genauso wie Herz, Kreislauf, Atmungsorgane und Stoffwechsel sowie geistige Funktionen. Es muß daher vor bestimmten Übungsformen und Übungen gewarnt werden, die sich schädlich auswirken oder leicht zu Verletzungen führen können. Die Unfallanfälligkeit nimmt aus den unterschiedlichsten Gründen zu (z. B. Koordinations- und Reaktionsschwierigkeiten, Gleichgewichtsstörungen, Schwindel bei Durchblutungsstörungen, Nachlassen der Muskelkraft, Steifheit der Gelenke, Nachlassen der Sehkraft, schlechte Füße). Stürze im Alter haben meist böse Folgen und die Heilungschancen sind bei Verletzungen, gleich welcher Art, komplizierter als in jungen Jahren. Der Übungsleiter ist für die Vermeidung von Überanstrengungen und Unfällen verantwortlich und kann daher gar nicht vorsichtig genug sein.

Vor folgenden Übungsformen und Übungen wird gewarnt:

● Atemübungen

bereits erläutert im Abschnitt Berücksichtigung der Atmung

● Kraftübungen
  wie Liegestütz, Expanderübungen, Ziehen und Schieben von Partnern, Tauziehen, Stemmen.

Hierbei kommt es zwangsläufig zur Preßatmung, die eine Gefahr für die unelastisch gewordenen Gefäße bedeutet.

● Schnellkraftübungen
  wie Hüpfen, Springen (Seilspringen), schnelles Starten, Medizinballstoßen.
  Laufübungen und Laufen um die Wette (bei Spielen).

Es entsteht eine Gefahr für die Muskeln, Sehnen und Bänder. Es kann zu Zerrungen und Rissen kommen. Beim Laufen um die Wette ist außerdem die Stolpergefahr groß.

- Gelenkübungen
  Kopfkreisen,
  Kopfneigen nach hinten,
  Überdehnung der Wirbelsäule
  nach hinten,
  tiefe Kniebeugen,
  Üben im Kniestand,
  Gehen auf Innen- und Außen-
  kanten der Füße.

  Die betreffenden empfindlichen
  Gelenke sind gefährdet.

- Gleichgewichtsübungen
  Üben im Stand auf einem Bein,
  Steigen auf Stühle oder Gehen
  auf erhöhten Geräten wie
  Schwebebank,
  schnelle Drehungen im Stand,
  beim Gehen und Schwingen.
  (Dagegen sind Drehungen mit
  mehreren kleinen Schritten un-
  gefährlich.)

  Ohne Festhalten oder Hilfestellung
  besteht bei Störungen der Koordination und des Gleichgewichts
  Sturzgefahr.

- Schwünge und Umlagerungen
  zu tiefes Senken des Kopfes,
  tiefe Körperschwünge,
  in Rückenlage Schwingen der
  Beine über den Kopf,
  Kerze,
  Kopf- und Handstand.

  Durch die extreme Umlagerung
  größerer Körperregionen sind Blut-
  kreislauf und Gefäße gefährdet.

5.6 Rücksichtnahme bei chronischen Alters-krankheiten

In den Senioren-Gymnastikgruppen befinden sich häufig Personen, die an einer – oder mehreren – chronischen Alterskrankheiten leiden. In der Mehrzahl beteiligen sich diese von Krankheit Betroffenen in Gruppen der Alten- oder Pflegeheime. Ärzte empfehlen gerade dieser Personengruppe häufig die Teilnahme an einer Altengymnastik. Sorgfältig ausgewählte Übungen und die entsprechende Übungsweise können das Allgemeinbefinden verbessern, die Bewältigung des Alltags erleichtern und eine zuversichtliche Stimmungslage bewirken. Eine gezielt einzusetzende, individuelle Therapie, die bei einigen Krankheiten unerläßlich ist, bleibt allerdings der Krankengymnastik vorbehalten.

Der Übungsleiter sollte sich über die häufigsten Alterskrankheiten informieren. Während der Übungsstunden gilt den Betroffenen seine besondere Aufmerksamkeit. Bei Übungen, die sich im Einzelfall schädlich auswirken können, wird zum Pausieren geraten.

Folgende Alterskrankheiten können auftreten:

Altersherz

Zu den gutartigen Altersveränderungen des Herzens gehört das sogenannte Altersherz, verursacht durch eine Verengung der Herzkranzgefäße und die altersbedingte Herzmuskelschwäche. Ärztlicherseits wird eine Teilnahme an der Altengymnastik befürwortet.

Übungsweise: gut dosierte kreislaufanregende Übungen sind nützlich wie alle anderen Übungen auch.

Vorsicht: der Übungsleiter hört auf die Atmung und verhindert ihre zu starke Beschleunigung.

Bluthochdruck (Hypertonie)

Die Ursache ist meist eine Arteriosklerose. Eine Befürwortung der Teilnahme an der Gymnastik durch den Arzt ist erforderlich.

Übungsweise: eine gut dosierte Gymnastik ist nützlich.

Vorsicht: jegliche Herzbelastung vermeiden, Anhalten der Atmung, also Preßatmung und Tieflagerung des Kopfes verhindern. Bei Schwindelzustand sofort das Üben abbrechen.

Hirndurchblutungsstörungen

Komplizierte Vorgänge mit unterschiedlichsten Ursachen führen zu Durchblutungsstörungen des Gehirns. Sie können u. U. durch Bewegung gebessert werden.

Übungsweise: kreislaufanregende Übungen und Übungen der oberen Körperregion können eine Hilfe sein.

Vorsicht: plötzliche und schnelle Drehungen der Halswirbelsäule (z. B. beim Spiel) vermeiden. Bei allen Gleichgewichtsübungen besteht Sturzgefahr.

Schwere Herzleiden und Folgezustand nach Herzinfarkt

Hier ist der Empfehlung des Arztes und ein Hinweis zur Dosierung der Belastung unerläßlich.

Zuckerkrankheit (Diabetes mellitus)

Durch eine organische Störung besteht ein Mangel an dem Hormon Insulin, das die Regulierung des Zuckerhaushaltes bewirkt. Die Zuckerwerte sind überhöht. Eine Aktivierung des Stoffwechsels durch Bewegung ist günstig für den Zuckerabbau.

Übungsweise: solange der Allgemeinzustand es zuläßt, hat die Gymnastik eine günstige Wirkung.

Vorsicht: wird Insulin gespritzt, kann es bei erhöhter Energieanforderung zur Unterzuckerung kommen. Der Teilnehmer muß darauf vorbereitet sein und immer einige Zuckerstücke mitsichführen. Bei Anzeichen der Unterzuckerung (Schweißausbruch, Zittern, Übelkeit, gesteigerte Herztätigkeit) sofort einen Arzt rufen.

Gicht

Die Harnsäureausscheidung ist gestört. Schmerzhafte Entzündungen zunächst der kleinen, später auch der großen Gelenke, ist die Folge.

Übungsweise: nach einem akuten entzündlichen Anfall und solange noch Sport möglich ist, ist die Aktivierung des Stoffwechsels durch kräftige Körperbewegung wichtig. Nach Abklingen eines Schubes (Anfalls) das betroffene Gelenk vorsichtig üben, um Versteifung zu verhindern.

Arthrosen und Bandscheibendegeneration

In den Senioren-Gymnastikgruppen leidet ein beachtlicher Teil unter Abnutzungserkrankungen der Gelenke und der Wirbelsäule sowie unter Bandscheibendegeneration (degeneriert = verändert, vom normalen Zustand abweichend). Die internationale Rheumaliga ordnet diese Leiden in die Gruppe des degenerativen Rheumatismus ein. Während entzündlicher Prozesse ist Bewegungsverbot angezeigt. Sind keine entzündlichen Prozesse vorhanden, wird in den meisten Fällen ärztlicherseits dringend Gymnastik empfohlen.

Übungsweise:	möglichst alle Gelenke bewegen, eventuell über die Schmerzgrenze hinaus, um Versteifungen zu verhüten. Das Bewegungsgefühl schulen, um Verkrampfungen selbst zu spüren. Weiches Dehnen im Wechsel mit Entspannen, Kräftigungsübungen, z. B. isometrische zur Stärkung der Muskulatur, die das befallene Gelenk umgibt, dem Schweregrad des Leidens entsprechend dosieren. Auch Üben nach Musik und mit Handgeräten sowie Spiele und Tänze sind angezeigt.
Vorsicht:	alle ruckhaften Bewegungen vermeiden sowie das Stampfen bei Hüft-, Knie- und Fußgelenksarthrosen und Armstützübungen bei Schulter-, Ellenbogen oder Handgelenksarthrosen. Starkes Schütteln und Wegwerfen der betroffenen Glieder auch Klatschen der Hände bei betreffender Arthrosis schaden. Isometrische Übungen, die einen starken Zug oder Druck auf das betroffene Gelenk ausüben, unterlassen.

Osteoporose (Entkalkung der Knochen)

Ein großer Teil der älteren Generation, besonders Frauen, leidet an Osteoporose. Davon ist besonders die Wirbelsäule betroffen.

Übungsweise:	Bei Nachlassen der Muskelkraft wird auch die für den Erhalt der Knochensubstanz so wichtige Druck- und Zugbelastung auf den Knochen geringer. Daher sind zur Vorbeugung gegen und bei vorhandener Osteoporose muskelkräftigende Übungen (isometrische und isotonische) von besonderer Bedeutung.
Vorsicht:	Wegen der erhöhten Brüchigkeit der Knochen ist besonders jegliche Sturzgefahr zu vermeiden.

Halbseitenlähmung (Hemiplegie)

Die von Hemiplegie betroffenen Teilnehmer der Gymnastikgruppen leiden unter sehr unterschiedlichen Schweregraden der Lähmungserscheinungen (meist als Folge nach Schlaganfall). Die betroffene Muskulatur ist häufig spastisch gelähmt (verkrampft) und die Muskelfasern sind zusammengezogen (Kontraktur).

Übungsweise:	Soweit möglich beide Seiten gleichmäßig und auch gleichzeitig üben. Gehübungen auch im Sitzen nach betontem Rhythmus ausführen. Die Beweglichkeit des Fußes, sein Abrollen, beim Gehen üben und bewußt machen. Zur Erhaltung der Beweg-

lichkeit der Gelenke der gelähmten Seite auch diese in das Übungsprogramm miteinbeziehen, z. B. die gesunde Hand faßt die gelähmte Hand und bewegt passiv den betroffenen Arm.

Vorsicht: die im Alltag häufig überanstrengte gesunde Seite in der Gymnastikstunde nicht überfordern. Besonders das passive Bewegen der erkrankten Seite erfordert viel Kraft.

Schüttellähmung (Parkinson)

Kennzeichen dieser Krankheit sind unwillkürliches Zittern, Einschränkung der Bewegungsfähigkeit und zunehmende Steifheit der Gliedmaßenmuskulatur. Bei der Gymnastik fallen Startschwierigkeiten auf.

Übungsweise: solange möglich, das Gehen üben. Die Übungsauswahl im Anfangsstadium ist groß. Vor allem die Entspannung fördern. Große Bewegungen bevorzugen, bei denen das Zittern (Tremor) nachläßt. Weich und locker üben, z. B. nach Walzermusik. Wichtig sind auch Koordinations- und Reaktionsübungen (Zuspielen von Säckchen, Bällen u. a., Spiele). Eine ruhige und deutliche Ansage der Übungen erleichtert dem Parkinson-Erkrankten die Teilnahme an einer Gruppengymnastik.

Vorsicht: auf muskelanspannende Übungen, speziell auf isometrische Übungen, sollte ganz verzichtet werden. Komplizierte Übungen vermeiden.

Asthma

Ein Asthmakranker leidet an Atemnot, bei der die Ausatmung anfallsweise durch spastische Verkrampfung der Bronchien erschwert und behindert wird. Die mögliche Teilnahme an der Gymnastik hängt von der augenblicklichen Verfassung ab.

Übungsweise: In ruhigem Tempo üben, dabei auf gute Haltung achten. Die Beweglichkeit des Brustkorbs und des Schultergürtels durch entsprechende Übungen fördern. Der Teilnehmer muß die Möglichkeit haben, seinen eigenen Atemrhythmus zu finden und zu halten.

Vorsicht: Kreislaufanregende Übungen, die eine starke Einatmung zur Folge haben, vermeiden.

6. Fachausdrücke

6.1 Ausgangsstellungen und -haltungen

Grundstellung

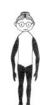 Der Körper steht gerade, die Arme hängen seitlich herab, die Füße stehen geschlossen oder parallel fußbreit auseinander.

Sitz auf dem Stuhl

 Der Oberkörper sitzt aufrecht, die Arme hängen seitlich herab, die Füße stehen geschlossen oder parallel fußbreit auseinander.

Grätschstand/Grätschstellung

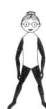 Der Körper steht gerade, die Füße stehen mehrere Fußbreit auseinander, das Körpergewicht ruht auf beiden Füßen.

Grätschsitz auf dem Stuhl

 Der Oberkörper sitzt aufrecht, die Füße stehen mehrere Fußbreit auseinander.

Schrittstellung

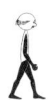 Der Oberkörper steht aufrecht, ein Fuß ist vorn, einer hinten in Schrittlänge auseinandergestellt. Das Körpergewicht ruht auf beiden Füßen.

Knieliegestütz/Bankstellung

 Der gestreckte Oberkörper mit dem Kopf in Verlängerung der Wirbelsäule befindet sich in waagerechter Haltung über dem Boden und wird von den Knien und Händen gestützt. Die Oberschenkel sind senkrecht, die Unterschenkel ruhen auf dem Boden etwa einen Fußbreit voneinander entfernt. Die Arme sind gestreckt in senkrechter Stellung und die Hände befinden sich unter den Schultern.

Langsitz

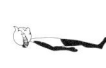

Der Oberkörper sitzt aufrecht (auf den Sitzknochen) auf dem Boden, die Beine liegen leicht gebeugt parallel nebeneinander. Die Hände sind neben dem Körper aufgestützt.

Rückenlage

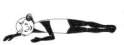

Der Körper liegt mit dem Rücken auf dem Boden, die Arme liegen neben dem Körper, die Handflächen zeigen nach unten, die Beine liegen parallel nebeneinander.

Seitenlage

Der Körper liegt auf der Seite auf dem Boden, der Kopf liegt auf dem unteren Arm oder der unteren Hand. Die obere Hand stützt vor dem Oberkörper auf dem Boden ab. Das untere Bein liegt gestreckt auf dem Boden, das andere Bein liegt auf dem unteren. Die Beine bilden mit der Wirbelsäule eine gerade Linie.

Bauchlage

Der Körper liegt mit dem Bauch auf dem Boden. Die Beine liegen gestreckt parallel nebeneinander, die Armhaltung ist beliebig.

Arme in Vorhalte

Die Arme gestreckt in Schulterhöhe nach vorn halten, die Handflächen zeigen nach unten.

Arme in Seithalte

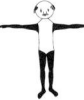

Die Arme gestreckt in Schulterhöhe seitlich halten, die Handflächen zeigen nach unten.

Arme in Hochhalte	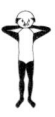	Die Arme gestreckt neben dem Kopf senkrecht nach oben halten, die Handflächen zeigen nach vorn.

Arme in Nackenhalte	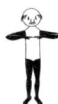	Die Arme aus der Seithalte anbeugen, die Handflächen sind dem Nacken zugekehrt, die Mittelfingerspitzen berühren sich oder die Finger verflechten sich hinter dem Nacken.

Arme in Schlaghalte

Die Arme aus der Seithalte anbeugen, die Handflächen zeigen nach unten und die Mittelfingerspitzen berühren sich vor der Brust.

Ristgriff

Die Arme und Daumen sind einwärts gedreht, die Hände greifen von oben.

Kammgriff

Die Arme und Daumen sind auswärts gedreht, die Hände greifen von unten.

6.2 Bewegungsbezeichnungen

Anfersen

Mit den Fersen abwechselnd gegen den Oberschenkel oder das Gesäß tippen.

Ausfallschritt vor-, seit- oder rückwärts

Den rechten Fuß schrittweit vor-, seit- oder rückwärts setzen mit Gewichtsverlagerung auf diesen Fuß. Das rechte Bein wippt ein- oder mehrmals und geht zurück in die Ausgangsstellung. Beim Ausfallschritt vorwärts auch Schritt für Schritt vorwärtsgehen mit jeweiligem ein- oder mehrfachem Wippen des vorn aufgetzten Beines.

Dehnen

Muskeln und Sehnen über ihre entspannte Streckungshaltung hinaus bis zur äußerst möglichen Stellung sanft dehnen.

Drehen

Drehen von Händen, Armen, Beinen, Kopf und Oberkörper um die Achse.

Durchfassen	Im Stirnkreis oder in Linie fassen alle Teilnehmer die Nebenstehenden an den Händen.
Federn	a) Kleine, federnde Dehnbewegungen b) Elastisches, rhythmisches Wippen des sich hoch-tief bewegenden, gestreckten Körpers. Weiches Auffangen des fallenden Körpers in den Gelenken und sofort folgende neue Hochbewegung ohne völlige Lösung des Körpers vom Boden. Dabei Abrollen beider Füße zum Ballenstand und zurück zur Belastung der ganzen Fußsohlen, auch Abrollen der Füße abwechselnd.
Führen	Eine Bewegung straff und gebremst ausführen.
Gehen	Abwechselndes Aufsetzen eines Fußes vor, seitlich neben oder hinter dem anderen mit beliebigem Abstand. In der Gymnastik beim Gehen a) einfaches Abrollen des Fußes von der Ferse zur Spitze oder b) doppeltes Abrollen mit Aufsetzen des Ballen, dann der ganzen Sohle und wieder Abrollen über die Spitze. Beim Gehen hat der Körper ständig Kontakt mit dem Boden.
Gewicht verlagern	a) Im Sitzen: Das Körpergewicht auf eine Gesäßhälfte verlegen. b) Im Grätschstand: Das Körpergewicht von der Hüfte aus auf ein Bein verlegen.
Grätschen	Beine gestreckt (im Sitzen auch gebeugt) auseinandernehmen.
Heben	Die Arme, Beine, Rumpf gestreckt langsam aufwärts bewegen.
Hocken – Anhocken	Annähern beider oder eines gebeugten Knies möglichst bis zur Brust.
Hüpfen	Fortgesetztes Hochschnellen des gestreckten Körpers auf einem oder beiden Beinen mit leichtem Knie und Fußwippen. Dabei löst sich der Körper rhythmisch vom Boden.

Kreisen	Beschreiben eines Kreises mit Händen, Armen, Füßen, Beinen, Kopf und Rumpf.
Laufen	Siehe «Gehen» mit doppeltem Abrollen des Fußes. Beim Laufen sind kurzzeitig beide Füße gleichzeitig vom Boden abgehoben.
Nachwippen	Eine schwingende Vor-, Rück- oder Seitwärtsbewegung, die eine Dehnung verstärkt.
Passives Bewegen	Die Bewegung des Übenden erfolgt nicht mit eigener Muskelkraft, sondern wird mit Hilfe einer zweiten Person ausgeführt.
Pendeln	Armen oder einem Bein einen «Anstoß» geben und ohne neuen Krafteinsatz auspendeln lassen.
Pritschen	Einen Ball beim Zuspielen nur kurz annehmen und sofort abschlagen, nicht fangen.
Rumpfbeugen	Die Wirbelsäule in angegebener Richtung Wirbel für Wirbel runden.
Rumpfsenken bzw. -neigen	Den gestreckten Oberkörper in angegebener Richtung neigen, wobei der Kopf in der Verlängerung des Rückens gehalten wird.
Scheren	Die Beine oder Arme gestreckt nach innen und außen kreuzend seitwärts rasch aneinander vorbeibewegen.
Schließen	Rückbewegung in die Ausgangsstellung nach Grätschen oder Spreizen.
Schwingen	Rasche, lockere Arm- oder Beinbewegung, meist mit Beteiligung des ganzen Körpers
Spreizen	Rasche, straffe Bewegung von gestreckten Gliedmaßen weg vom Körper bzw. bei Fingern und Zehen auseinander.
Springen	Siehe «Federn» b). Beim Springen löst sich der Körper vorübergend ganz vom Boden.
Trichterkreisen	Straffe, trichterförmige Bewegungen eines oder beider gestreckten Arme oder eines Beines.
Wippen	Eine schwingende Ab- und Aufwärtsbewegung, die sich auf Füße, Knie und Hüften bezieht.

6.3 Aufstellungen

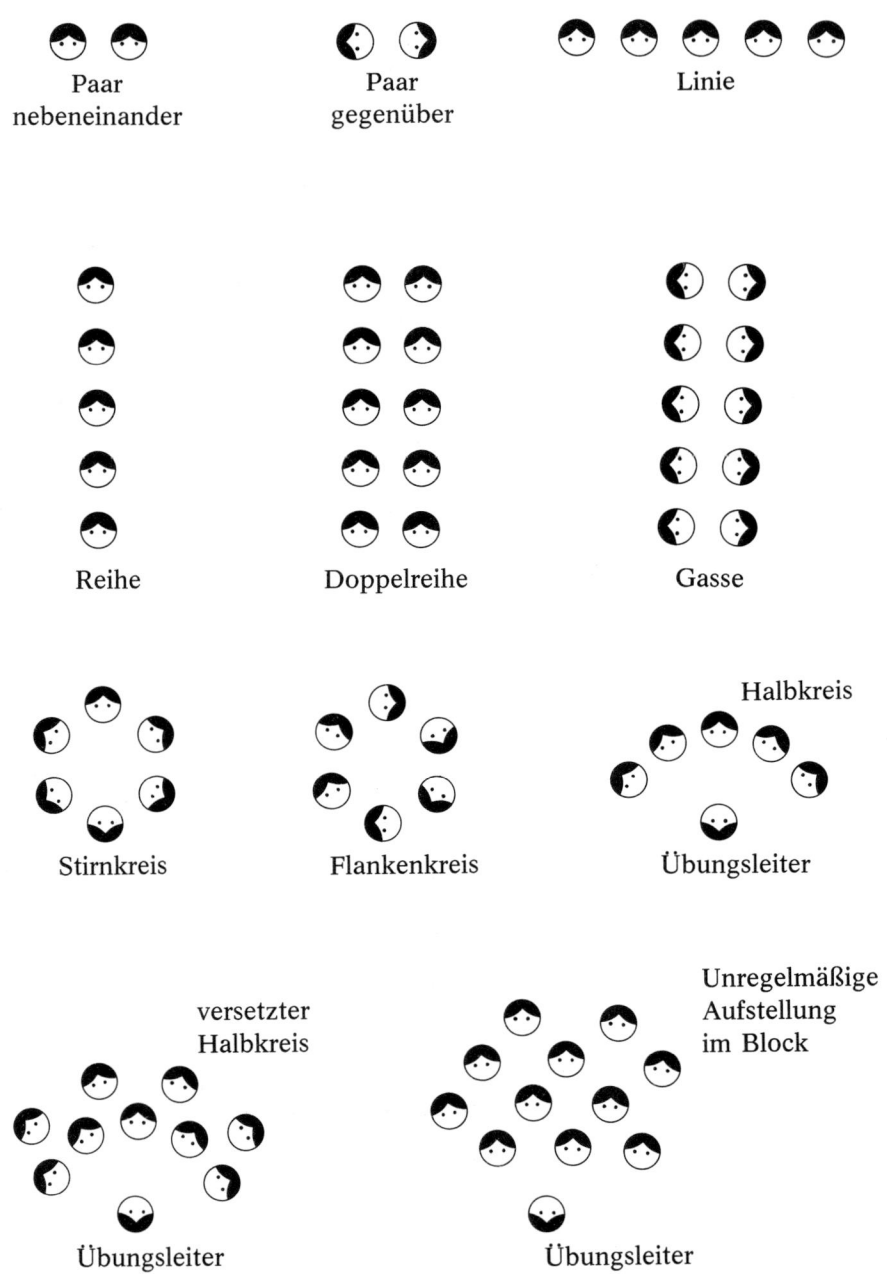

Paar
nebeneinander

Paar
gegenüber

Linie

Reihe

Doppelreihe

Gasse

Stirnkreis

Flankenkreis

Halbkreis

Übungsleiter

versetzter
Halbkreis

Übungsleiter

Unregelmäßige
Aufstellung
im Block

Übungsleiter

7. Geh- und Gleichgewichtsübungen

Gehen ist eine natürliche Bewegungsform, die zur Erhaltung der Beweglichkeit des ganzen Körpers und zur Anregung von Herz und Kreislauf beiträgt.

Gehen können

- ist eine Voraussetzung zur Erhaltung der Selbständigkeit,
- ist erforderlich zur Aufnahme des Kontakts mit anderen Menschen und mit vielseitigen Aktivitäten,
- ermöglicht die Teilnahme an den Geschehnissen der engeren und weiteren Umgebung und
- ermöglicht Abhärtung bei allen Witterungsverhältnissen.

Für den alten Menschen, besonders für den Heimbewohner, ist es notwendig, das Gehen ständig zu üben. Der endgültige Verzicht auf den täglichen Spaziergang bedeutet eine gravierende Einengung des Lebensraums. An dem Tag, an dem auch das eigene Zimmer nicht mehr verlassen wird, beginnt die zunehmende Isolation und Entfremdung allen Lebens und Geschehens.

Daher

- allen, denen das Gehen keine Schwierigkeiten bedeutet, in der Gymnastik durch Gehübungen den sicheren Gang bewahren helfen,
- die Teilnehmer zum täglichen Spaziergang ermuntern,
- in Alten- und Pflegeheimen täglich gehen üben.

Tafel 1

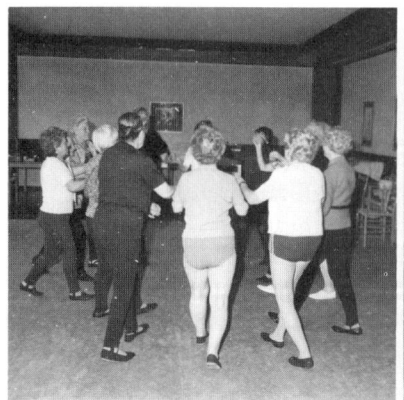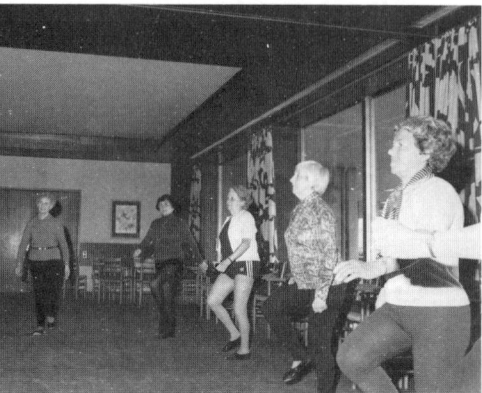

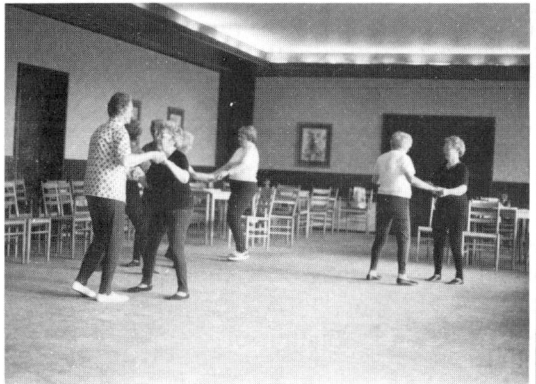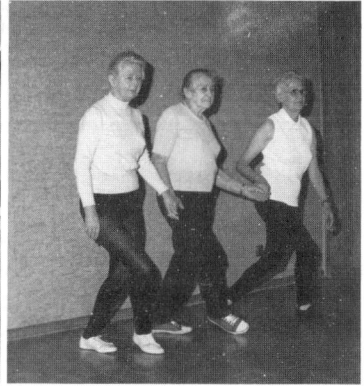

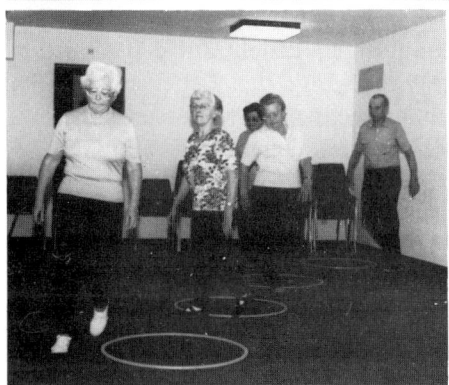

Oben links:
In die Kreismitte gehen
Oben rechts:
Gehen auf der Stelle
Mitte links:
Zu Zweit im 3/4 Takt
Mitte rechts:
Vorderkreuzschritt (Übg. 21)
Unten links:
Gehen um Reifen (Übg. 12)

7.1 Gehübungen zur Erhaltung der Sicherheit

Gehen

1 durch die Länge des Raumes, diagonal, im Kreis oder jeder für sich oder zu Paaren kreuz und quer durch den Raum mit selbstgewählten Schrittformen und Armbewegungen, ohne andere zu berühren,

2 in aufrechter Haltung, Arme schwingen locker gegengleich mit,

3 mit betontem Armschwung,

4 mit größeren und kleineren Schritten oder auf der Stelle

5 mit betontem Abrollen des Fußes bis zum federnden Gang,

6 ganz leise, d. h. schleichen, Fußspitze setzt zuerst auf,

7 dabei auch einmal zur Seite oder nach oben sehen,

8 im Zehengang im Wechsel mit normalem Gehen,

9 mit unterschiedlichen Armhaltungen, Armführungen oder Händeklatschen,

10 in Schlangenlinien oder Kurven,

11 mit mehreren Schritten langsam eine halbe oder ganze Drehung ausführen,

12 um Hindernisse, auf Aufzeichnungen oder Fußbodenmusterung.

Außerdem siehe Abschnitt 16.3 und 16.4.

7.2 Gehübungen zur Schulung des Gleichgewichts

13 Gehen mit verstärktem Anheben der Knie,

14 Gehen auf oder neben Linien und anderen Markierungen (Teppichmuster, gezogenen Strichen, zu Linien ausgelegten Schnüren). Hierbei auch verschiedene Schrittarten und -größen ausprobieren. Je kleiner die Schritte, um so schwieriger wird das Balancieren. Arme in Seithalte wie ein Seiltänzer erleichtern diese Übung.

15 Beim Gehen auf einer Linie unterschiedliche Armbewegungen ausführen, die Arme ruhigstellen, z. B. in der Hüfte abstützen, vor oder hinter dem Körper verschränken, Hände in verschiedener Höhe gefaltet halten.

16 Rückwärtsgehen, zunächst nur mit Partner. Beide geben sich die rechte (oder linke Hand), und der Übende geht rückwärts, während der Partner vorwärts geht und aufpaßt, daß der Übende nicht gegen ein Hindernis läuft. Der Übende gibt das Tempo an. Beim Rückwärtsgehen auch den Oberschenkel zurückführen und im Oberkörper aufrecht bleiben.

7.3 Einige Schrittarten

17 Ausfallschritt vorwärts oder rückwärts: Ein Bein zu einem großen Schritt nach vorn oder hinten führen und mit dem Ballen zuerst aufsetzen, das Knie beugen. Das Körpergewicht ist auf den vor- bzw. rückwärts gesetzten Fuß verlagert. In dieser Ausfallstellung auch Nachfedern. Der Oberkörper bleibt aufrecht.

18 Nachstellschritt: Einen Fuß vor-, rück- oder seitstellen, den anderen Fuß nachstellen und wieder den ersten Fuß vor-, rück- oder seitstellen.

19 Wechselschritt: Schneller Nachstellschritt rechts vorwärts und sofort wieder den rechten Fuß vorstellen, dann folgt Nachstellschritt links vorwärts und den linken Fuß sofort wieder vorstellen.

20 Dreierschritt: Gehen im Dreierrhythmus, wobei die Schritte gleich groß sind, aber der erste Schritt wird etwas betont. Beim Dreierschritt nicht hoch und tief gehen, sondern vorwärts drängen. Dreierschritt seitwärts: Abwechselnd drei Schritte nach rechts und links gehen mit Übersetzen des zweiten Fußes.

21 Kreuzschritt: Seitwärtsgehen durch Seitschritt des ersten Fußes und der zweite Fuß überkreuzt den ersten. Dann wieder Seitschritt des ersten Fußes usw. Es heißt Vorderkreuzschritt, wenn der zweite Fuß vor dem ersten überkreuzt und Hinterkreuzschritt, wenn der zweite Fuß hinter dem ersten überkreuzt. Geübte können auch abwechselnd Vorder- und Hinterkreuz-

schritt ausführen. Beim Seitwärtsgehen weder die Füße noch den Oberkörper in Gehrichtung verdrehen.

Lernziel bei Geh- und Gleichgewichtsübungen

Für alle Gehfähigen: Gehübungen sollen vor allem die Sicherheit beim Gehen schulen. Die Fähigkeit, sich in der freien Natur oder im städtischen Verkehr zu bewegen, soll erhalten bleiben. Bei Gleichgewichtsübungen erkennt der Übende, ob und inwieweit sein Gleichgewichtsgefühl nachgelassen hat. In seinem Verhalten im Alltag muß er dies wegen Sturzgefahr berücksichtigen.

Methodische Hinweise für Geh- und Gleichgewichtsübungen

- Gehübungen geradeaus sind leichter auszuführen als auf der Kreislinie.
- Geht die Gruppe auf der Kreislinie, so geht der Übungsleiter im Kreis in entgegengesetzter Richtung. Er kann so am besten alle Teilnehmer beobachten und die Teilnehmer können sehen, was der Übungsleiter vormacht.
- Fuß-, Bein- und Hüftübungen unterstützen die Gehschulung.
- Zunächst den Gang der Teilnehmer beobachten auf Sicherheit, Haltung, Aufsetzen und Abrollen des Fußes (z.B. Schlurfgang) und Gegenschwung der Arme.
- Nur wenn der Gang harmonisch ist, sollte mit komplizierteren Gehübungen (z.B. Zehengang) begonnen werden.
- Zehengang immer nur kurzzeitig ausführen lassen, soweit überhaupt möglich.
- Wenn der Gegenschwung der Arme funktioniert, können beim Gehen auch andere Armbewegungen wie Klatschen, Kreisen usw. ausgeführt werden.
- Halbe oder ganze Drehungen regelmäßig üben, da sie in der Wohnung ständig ausgeführt werden müssen. Aber langsam mit mehreren Schritten drehen.
- Bei Gehübungen mit Gruppen ist rhythmische Begleitung zu empfehlen. Gehen nach Musik fördert den elastischen Gang und löst Verkrampfungen. Das Tempo muß aber unbedingt von der Gruppe als angenehm empfunden werden.
- Schrittarten, meistens in Bewegungsspielen enthalten, werden am günstigsten mit Anfassen zu Paaren oder in der Gruppe ausgeführt.

Einschränkungen bei Geh- und Gleichgewichtsübungen

● Keine Gehübungen auf Strümpfen oder in Schuhen, die man verliert (Pantolette) oder in denen man leicht umknickt, ausführen lassen.
● Keine Hindernisse auslegen, die beim Übersteigen durch versehentliche Berührung gefährlich werden können wie z. B. Doppelklöppel, Rhythmushölzer.

7.4 Wieder gehen lernen nach Bettlägerigkeit

In den meisten Pflegeheimen ist man bei der Pflege heute schon dazu übergegangen, bettlägerige alte Menschen möglichst schnell wieder auf das Aufstehen vorzubereiten. Bei ständiger ärztlicher Beratung werden Krankengymnasten und Altenpfleger oder andere Pflegepersonen die Anleitung zum Wieder-Gehenlernen geben. Die Angst vor dem Gehen und die Unsicherheit nach längerer Bettlägerigkeit kann nur durch eine konsequente Gehschule überwunden werden. Das wird sich meistens in folgenden Stufen vollziehen:

● Vorbereitende Bewegungs- und Kräftigungsübungen besonders der Beine und Füße im Bett.
● Sitzen auf der Bettkante, Füße sind auf dem Boden oder Hocker aufgestellt.
● Sitzen im Sessel.
● Gymnastik auf dem Stuhl mit Lehne.
● Stehen am Bett oder mit anderer Haltemöglichkeit.
● Beim Stehen mit Festhalten leichte Übungen wie Gewichtsverlagerung, leichtes Wippen in den Knien, Abrollen eines Fußes, Gehen auf der Stelle.
● Gehen mit einer Hilfsperson.
● Gehen mit Gehwagen bei Steigerung der Dauer und Strecke.
● Gehen mit Krücken oder Stöcken.
● Treppensteigen mit Hilfsperson und Festhalten am Geländer.

Ziel der Schulung ist das Gehen möglichst auch ohne Stock und schließlich der Spaziergang in der frischen Luft.

8. Lockerungsübungen

Lockerungsübungen sind Bewegungen, die ohne starke Muskelanspannung ausgeführt werden.

Jedes Üben, ob in der Gruppe oder mit einzelnen, beginnt mit Lockerungsübungen. Sie haben den Sinn, die Durchblutung zu fördern, den Körper zu erwärmen und Verspannungen zu lösen.

Ohne eine gute Lockerung und Erwärmung sollen keine Dehn- und Kräftigungsübungen durchgeführt werden, um Zerrungen und Risse von Muskeln, Sehnen und Bändern zu vermeiden.

Aber auch nach jeder Dehn- und Kräftigungsübung verhindern Lockerungsübungen Überanstrengung und Verkrampfungen der betreffenden Muskelgruppen.

Die körperliche Lockerung überträgt sich auf das seelische Befinden. Man fühlt sich entspannt.

8.1 Übungsbeispiele

ʎ ⱡ h ⤙ ⱡ   22   Die Hände leicht schütteln bei unterschiedlicher Armhaltung oder Armführung. In Rückenlage die Arme senkrecht stellen.

ⱡ h ⤙ ⱡ   23   Die Finger spielen Klavier in der Luft oder auf einer Unterlage (Oberschenkel, Matratze).

ⱡ h ⤙ ⱡ   24   Die Hände kreisen aus dem Handgelenk ein- und auswärts. Die Unterarme kreisen nicht mit.

43

ʃ h ⌣ ʟ 25		Die Hände aus dem Handgelenk nach rechts und links sowie nach unten und oben bewegen. Die Unterarme sind an den Bewegungen nicht beteiligt.

ʃ h ⌣ ʟ 25 Die Hände aus dem Handgelenk nach rechts und links sowie nach unten und oben bewegen. Die Unterarme sind an den Bewegungen nicht beteiligt.

ʎ ʃ h ⌣ ʟ 26 Die Arme locker in verschiedene Richtungen bewegen und zurück zur Ausgangsstellung.

ʃ h ⌣ ʟ 27 Die Unterarme kreisen vor dem Körper umeinander. Dann während des Kreisens die Arme auch leicht nach vorn oder seitlich bewegen ohne oder mit Beteiligung des Rumpfes.

h ⌣ ʟ 28 Die Handflächen liegen auf den Oberschenkeln oder in Rückenlage auf der Unterlage neben dem Körper. Abwechselnd locker mit der Faust und flachen Hand auf die Unterlage klopfen.

ʃ h ⌣ ʟ 29 Die Schultern heben und fallen lassen ohne Beteiligung des Oberkörpers.

ʃ h ⌣ ʟ 30 Die Schultern kreisen, rückwärts und vorwärts ohne Beteiligung des Oberkörpers. In Rückenlage bedingt möglich.

ʎ ʃ h ⌣ ʟ 31 Alle möglichen Formen des in-die-Hände-Klatschens, Zusammenklatschen der Handflächen, von Handfläche und Handrücken oder beider Handrücken. Klatschen mit unterschiedlichen Armhaltungen, oben, unten, rechts, links, vorn, hinten.

ʃʃ h ⌣ ʟ 32 Den Fuß aus dem Fußgelenk schütteln. In Rückenlage am besten mit angehobenem, gebeugtem Bein.

ʃʃ h ⌣ ʟ 33 Alle Zehen locker bewegen.

ʃʃ h ⌣ ʟ 34 Der Fuß kreist ein- und auswärts. Der Unterschenkel kreist nicht mit.

ʃʃ h ⌣ ʟ 35 Radfahren mit einem Bein, vorwärts und rückwärts. Im Liegen in Rücken- und Seitenlage möglich.

ʃ h ⌣ ʟ 36 Aufrechte Haltung außer im Liegen, die Schultern sind entspannt. Den Kopf leicht nach rechts und links drehen.

ʃ h ⌣ ʟ 37 Aufrechte Haltung außer im Liegen, die Schultern sind entspannt. Den Kopf leicht nach rechts und links neigen, also das Ohr Richtung Schulter bewegen.

44

Lockerungsübungen, die nur sitzend oder stehend ausgeführt werden können:

⌊ ⊢	38	Vorrück- und Kreisschwünge der Arme seitlich des Körpers ohne und mit Beteiligung des ganzen Körpers, aus dem Stand, auch mit Ausfall- oder Dreierschritt.
⌊	39	Grätschstellung. Seit- und Kreisschwünge der Arme vor dem Körper ohne und mit Beteiligung des ganzen Körpers, auch mit Ausfallschritt seitwärts oder Dreierschritt.
⌊⌊	40	Ein Bein vor- und rückschwingen. Der Oberkörper bleibt aufrecht.
⌊⌊	41	Ein Bein vor dem Körper seitwärts nach rechts und links schwingen. Der Oberkörper bleibt aufrecht.
⌊	42	Leichtes Federn in den Kniegelenken. Keine tiefe Kniebeuge.
⌊⌊	43	Ein Bein schwingt um das leicht federnde Standbein mit Auftippen des Fußes über Kreuz vorn und hinten. Der Oberkörper bleibt aufrecht.
⊢	44	Einen Oberschenkel anheben und wenn nötig mit den Händen halten. Der Unterschenkel wippt locker auf und ab oder kreist.
⌊	45	Leichte Grätsche. Durch leichte Rumpfdrehung abwechselnd nach rechts und links pendeln die lockeren Arme hin und her.
⌊ ⊢ ∟	46	Grätschstellung, die Hände in den Hüften. Seitliches Rumpfbeugen nach rechts und links mit leichtem Nachfedern, nicht bis zur äußersten Grenze.
⌊ ⊢ ∟	47	Grätschstellung, die Hände in den Hüften. Rumpfdrehen nach rechts und links mit leichtem Nachfedern, nicht bis zur äußersten Grenze.
⌊ ⊢	48	Abwechselnd den Rumpf beugen und Wirbel für Wirbel wieder aufrichten.
⌊⌊ ⊢ ∟	49	Lockeres Rumpfkreisen.

Tafel 2

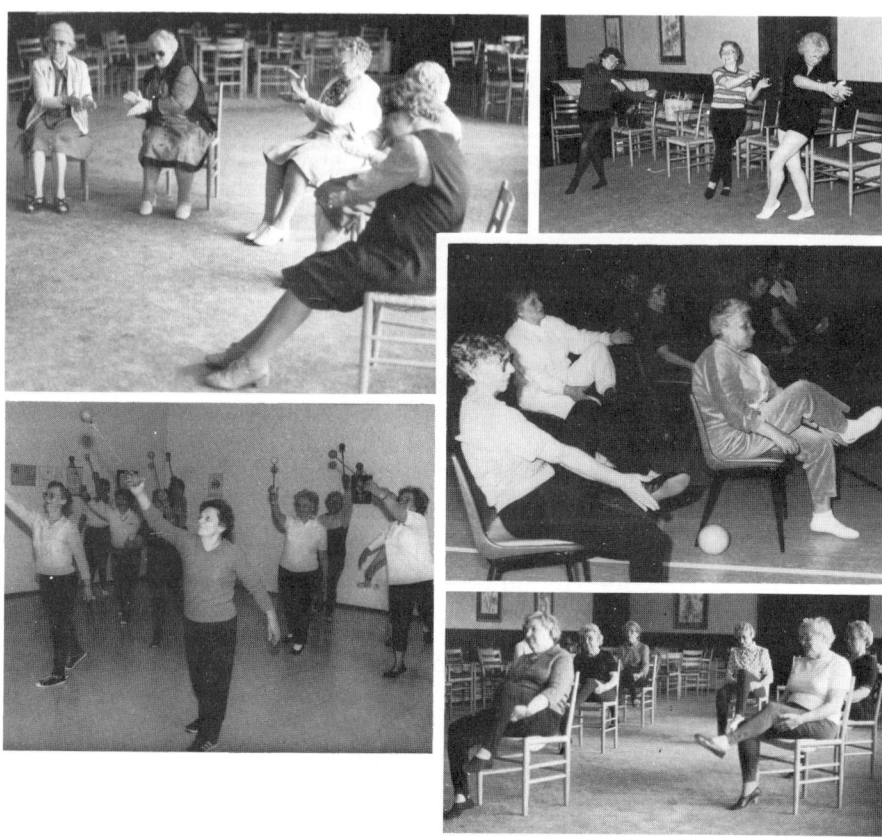

Oben links:	Die Sitzgruppe klatscht in die Hände (Übg. 31)
Oben rechts:	Seitliches Klatschen rechts und links abwechselnd mit Auftippen eines Fußes zur entgegengesetzten Seite.
Mitte rechts:	Abwechselnd ein Bein anheben und mit der gegenseitigen Hand gegen die Fußsohle tippen.
Unten links:	Vorrückschwung eines Armes mit einem Doppelklöppel (Übg. 38).
Unten rechts:	Lockeres Wippen des Unterschenkels (Übg. 44)

Lernziel bei Lockerungsübungen

Der Übende soll lernen, einzelne Körperregionen sowie den ganzen Körper zu lockern, um Verkrampfungen und Verspannungen entgegenzuwirken. Er muß wissen, daß Lockerungsübungen zur Erwärmung jedes Bewegungstraining einleiten.

Methodische Hinweise für Lockerungsübungen

- Häufig fällt es schwer, sich zu lockern. Musikbegleitung und Üben mit Handgeräten sind eine Hilfe.
- In schwierigen Fällen kann eine Entspannung der Muskulatur durch vorherige länger dauernde Anspannung erreicht werden.
- Bei Armschwüngen im Stand ist der ganze Körper in schwingender Bewegung. Daher nicht mit steifen Knien und Hüften schwingen.
- Bei Übungen der Wirbelsäule, Schultern und Arme im Sitzen nicht anlehnen, um die Bewegungen und Durchblutung der betreffenden Körperregion nicht zu behindern.

Einschränkungen bei Lockerungsübungen
(siehe Abschnitt 5.5)

- Kein Kopfkreisen wegen Altersveränderungen der Halswirbelsäule.
- Zu starkes Ausschütteln von Armen, Händen, Beinen und Füßen schaden u. U. den unelastischen Muskeln und Sehnen.
- Keine großen Körperschwünge mit starkem Beugen des Rumpfes und Hinunterfallen des Kopfes ausführen, um das Blut nicht in den Kopf zu treiben.
- Bei rheumatischen Beschwerden der Hände Klatschen vermeiden.

9. Streck- und Dehnübungen

Typisch für den untrainierten alten Menschen sind seine mit den Jahren kleiner werdenden Bewegungen. Dies ist besonders an der Schrittgröße beim Gehen zu beobachten. Ungeübtheit durch Bewegungsmangel, schnellere Ermüdbarkeit und Nachlassen des Gleichgewichtsgefühls führen u. a. dazu, größere Bewegung zunehmend zu vermeiden. Eine Folge sind Muskelverkürzungen, die in Verbindung mit Muskelschwund die Alterssteifheit zur Folge haben.

Mit Streck- und Dehnübungen soll versucht werden, die Elastizität der Muskeln und Sehnen, besonders die zu Verkürzung neigenden Beugemuskeln, zu verbessern, um einen größeren Bewegungsumfang zu erreichen.

9.1 Übungsbeispiele

℩ h ⌣ ᴌ	50	Alle Finger spreizen und schließen.
℩ h ⌣ ᴌ	51	Die Finger spreizen. Die Fingerspitzen beider Hände aneinanderlegen und federnd so zusammendrücken, daß die Hände nach außen gedehnt werden.
⅄ ℩ h ⌣ ᴌ	52	Einige Sekunden die Arme und die Hände strecken oder bei äußerster Streckung der Arme die gestreckten Hände nach oben anwinkeln.
⅄ ℩ h ⌣ ᴌ	53	Einen oder beide Arme gleichzeitig oder abwechselnd in verschiedene Richtungen aus der Schulter herausziehen ohne Bewegung der Wirbelsäule.

↿ h ⇀ ᴌ	54	Im Stand Grätschstellung. Den rechten Arm gestreckt von rechts unten weit nach links oben, oder den linken Arm von links unten weit nach rechts oben führen und zurück.
λ ↿ h ⇀ ᴌ	55	Die Fingerspitzen beider Hände auf die seitengleichen Schultern legen. Die Ellenbogen bis zum gegenseitigen Berühren nach vorn führen, die Ellenbogen aus der Vor- oder Seithalte nach oben und unten oder nach hinten führen.
λ ↿ h	56	Die Hände hinter dem Rücken falten, im Sitzen hinter der Stuhllehne. Die Arme abspreizen, die Körperhaltung ist aufrecht.
↿ h	57	Den rechten Arm aus der Hochhalte nach hinten beugen und die Hand zwischen die Schulterblätter führen. Die linke Hand kommt von unten der rechten entgegen. Beide Hände versuchen, sich zu berühren und umgekehrt.
↿ h ⇀ ᴌ	58	Alle Zehen spreizen und schließen. Das fällt leichter, wenn die Finger mitspreizen.
‼ h ⇀ ᴌ	59	Ein Bein in beliebiger Ausgangshaltung einige Sekunden strecken. Den Fuß ebenfalls strecken oder kräftig anbeugen.
‼ h ⇀ ᴌ	60	Ein Bein seitwärts spreizen, der Oberkörper bleibt aufrecht.
‼	61	Ein Bein rückwärts spreizen, die Fußspitze aufsetzen. Die Fußspitze tippt bei gespreiztem Bein hinter dem Körper nach rechts und links. Der Oberkörper bleibt aufrecht.
‼ h ⇀ ᴌ	62	Im Stand ein Bein, im Sitz oder liegend auch beide Beine abwechselnd aus dem Hüftgelenk ziehen. Auf dem Stuhl dabei seitlich am Sitz festhalten und die Ferse weit vorschieben.
h ⇀ ᴌ	63	Die rechte Fußsohle an die Innenseite des linken Knies legen.
h ⇀ ᴌ	64	Ein Bein anhocken und mit beiden Händen unter dem Oberschenkel fassen. Den Oberschenkel nach oben ziehen mit gradem Rücken oder mit Entgegenkommen des Kopfes (Knie zur Nasenspitze).

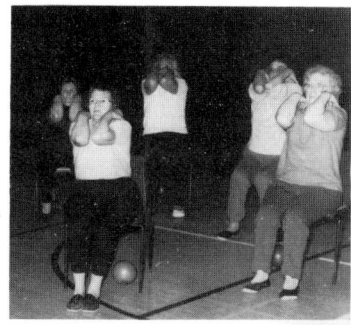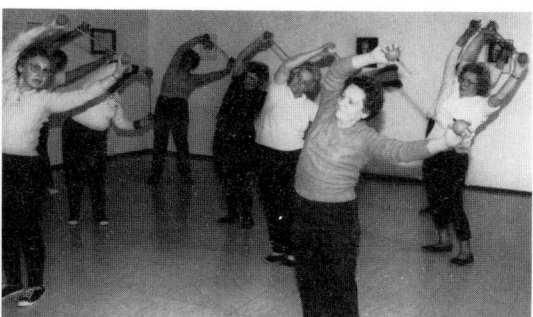

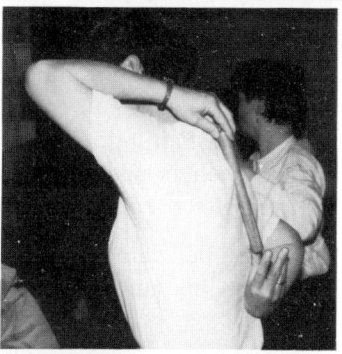

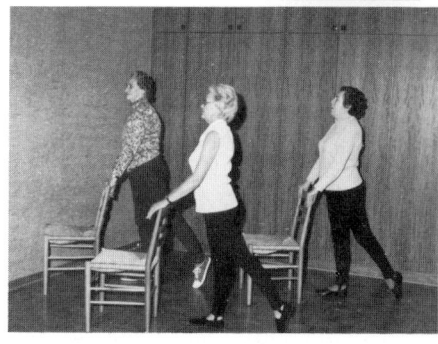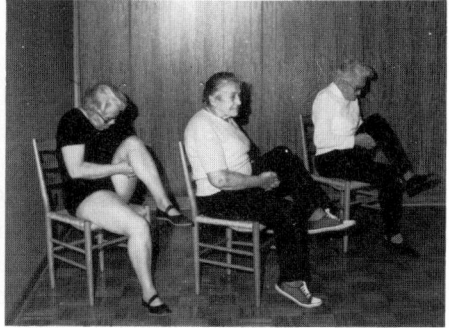

Oben links:	Beide Hände auf die gleichseitige Schulter legen, die Ellenbogen zusammenführen. (Übg. 55)
Oben rechts:	Seitliche Dehnung des Rumpfes mit einem Doppelklöppel.
Mitte:	Übergabe eines Rhythmusholzes hinter dem Rücken. Schultergürteldehnung.
Unten links:	Streckung im Hüftgelenk (Übg. 61)
Unten rechts:	Dehnung des Hüftgelenks nach vorn (Übg. 64)

l h ⌐ ʟ	65	Den Kopf aus dem Schultergürtel nach oben recken, dabei nicht den Kopf nach vorn oder hinten beugen.
l h ⌐ ʟ	66	Den Kopf so weit wie möglich zur Seite drehen, das Kinn zur Schulter führen. Den Kopf wieder aufrichten und zur Ausgangsstellung zurückdrehen.
l h	67	Im Stehen wie im Sitzen Grätschstellung der Beine. Die Hände in die Hüften. Den Kopf und Rumpf seitwärts drehen.
l h	68	Im Stehen wie im Sitzen Grätschstellung der Beine, die Arme in Nackenhalte. Seitneigen des Rumpfes.
h ʟ	69	Auf dem Stuhl auf der vorderen Hälfte des Sitzes mit nach vorn gestreckten und leicht gegrätschten Beinen sitzen, die Arme in Seithalte. Ohne den Kopf fallen zu lassen, beide Hände zu den Füßen führen und wieder zur Ausgangshaltung (Rumpfbeuge). Diese Übung nicht im Stehen ausführen. Das gleiche mit einer Hand zum gleichseitigen oder entgegengesetzten Fuß.
l h ʟ	70	Die Hände über dem Kopf falten und die Arme nach oben recken bis zur äußersten Streckung des Rumpfes.

Lernziel bei Streck- und Dehnübungen

Bei der Durchführung regelmäßiger Gymnastik wird der Übende beobachten, wenn keine krankhaften Gelenk- oder Muskelveränderungen vorliegen, daß durch Dehnübungen das bestehende Bewegungsausmaß erhalten und sogar wieder verbessert werden kann. Notwendige Bewegungen des Alltags, Haare kämmen, Rücken und Füße waschen, Strümpfe anziehen und Kleider hinten schließen, fallen wieder leichter. Der Übende lernt, daß dehnende Bewegungen zur Vermeidung von Muskel- und Sehnenverletzungen besonders vorsichtig ausgeführt werden müssen.

52

Methodische Hinweise für Streck- und Dehnübungen

- Während des Übens immer wieder zu größeren Bewegungen anregen.
- Bevor mit Dehnungen begonnen wird, muß die Muskulatur durch Aufwärmungsübungen gut durchblutet sein.
- Dehnübungen langsam ausführen.
- Nach Möglichkeit die Dehnung einige Sekunden halten.
- Höchstens bis zur Schmerzgrenze dehnen.
- Nach jeder Dehnung die Muskulatur lockern oder eine Gegenbewegung anschließen, z. B. Wirbelsäule abwechselnd beugen und strecken.

Einschränkungen bei Streck- und Dehnübungen

- Niemals eine Dehnung durch eigenes Nachhelfen erzwingen, z.B. um Kinn und Knie zusammenzubringen, erst recht nicht durch passives Dehnen mit Hilfe einer zweiten Person.

10. Übungen zur Kräftigung der Muskulatur

Es ist eine bekannte Tatsache, daß der Mensch mit 60 Jahren nur noch etwa 80 % der Muskelkraft besitzt, über die er in jungen Jahren verfügte und daß der Muskelschwund mit zunehmendem Alter fortschreitet. Die Rückbildung wird beschleunigt, wenn die Muskulatur nicht genügend oder gar nicht mehr (z. B. bei Bettlägerigkeit) gefordert wird.

Da im Alter gewöhnlich das Leben bewegungsärmer verläuft, tut niemand alten Menschen, insbesondere Heimbewohnern und Bettlägerigen, wirklich einen Gefallen, wenn er ihnen in gutgemeinter Hilfsbereitschaft und Fürsorge Bewegungen abnimmt, die sie noch selbst ausführen können.

In der Altengymnastik gewinnen spezielle Übungen gegen den Kräfteverfall an Bedeutung. Durch verstärkte Beanspruchung wird die Muskulatur besser durchblutet und mit mehr Sauerstoff versorgt und dadurch Stoffwechsel und Zellenerneuerung im Muskel gefördert. Die Muskelanspannung sollte bei Kräftigungsübungen einer 50 %igen Intensität der willkürlich erreichbaren Maximalkraft entsprechen.
Die vorhandene Muskelkraft kann durch dynamische und statische Übungen d. h., durch Bewegung oder durch Muskelanspannung ohne Bewegung erhalten oder verbessert werden. Man spricht auch von isotonischer und isometrischer Muskelanspannung: isotonisch = dynamische Muskeltätigkeit (Bewegung), isometrisch = statische Muskelanspannung (Halten).

Den dynamischen Übungen wird allgemein der größere Wert beigemessen als den statischen. Denn Bewegung bewirkt ein harmonisches Wachstum von Muskeln und Kapillaren, das im Einklang steht mit der Beschaffenheit von Knochen, Gelenken und Bändern und belebt außerdem Herz, Kreislauf und Atmung. Dagegen kommen statische Übungen ausschließlich den Muskeln zugute.

Gegen das Nachlassen der Kräfte im Alter wird der Übungsleiter gezielt Übungen einsetzen, die eine kräftige Muskelanspannung erfordern. Für die Muskelregionen, die vorwiegend Bewegungsarbeit zu leisten haben (Arme, Beine) ist ein Bewegungstraining vorrangig, während für die Muskeln des Rumpfes und um das Hüftgelenk für ihre Aufgabe, Haltearbeit zu leisten, auch statische Übungen (Halteübungen) angezeigt sind.

10.1 Übungsbeispiele zur Kräftigung im allgemeinen

ſ h ‿ ⌐ 71 Die Hand zur Faust fest schließen, locker öffnen.

ſ h ‿ ⌐ 72 Den Fingernagel eines Fingers (nacheinander alle Finger) gegen die Daumenkuppe drücken und wegschnellen bis zur Streckung der ganzen Hand.

ſ h ‿ ⌐ 73 Die Handflächen aneinanderlegen. Die Fingerspitzen einer Hand drücken gegen die der anderen Hand, so daß diese im Handgelenk nach hinten abknickt.

ſ h ‿ ⌐ 74 Die Finger spreizen. Mit Kraft die Finger langsam zur Faust schließen, als ob man einen großen, nassen Schwamm zusammendrückt.

h ‿ 75 Die Hand liegt mit leicht geöffneten Fingern auf der Unterlage oder Oberschenkel. Nacheinander eine Fingerkuppe in die Unterlage drücken.

ʎ ſ h ‿ ⌐ 76 Aus allen Ausgangshaltungen führende Bewegungen der Arme ausführen, in alle Richtungen z. B. vor- und rückwärts, seitwärts, auf- und abwärts sowie kreisend.

ʎ ſ h ‿ ⌐ 77 Boxen in alle Richtungen.

ʎ ſ h ‿ ⌐ 78 Mit aufgestellter Hand in alle Richtungen etwas wegschieben, ohne und mit Beteiligung des Rumpfes.

ʎ ſ h 79 Die Hände neben dem Kopf mit nach oben zeigender Handfläche. Arme nach oben stemmen, als trügen die Hände ein Gewicht.

ſ h ‿ ⌐ 80 Die Arme in Vorhalte, die Handflächen aneinanderle-

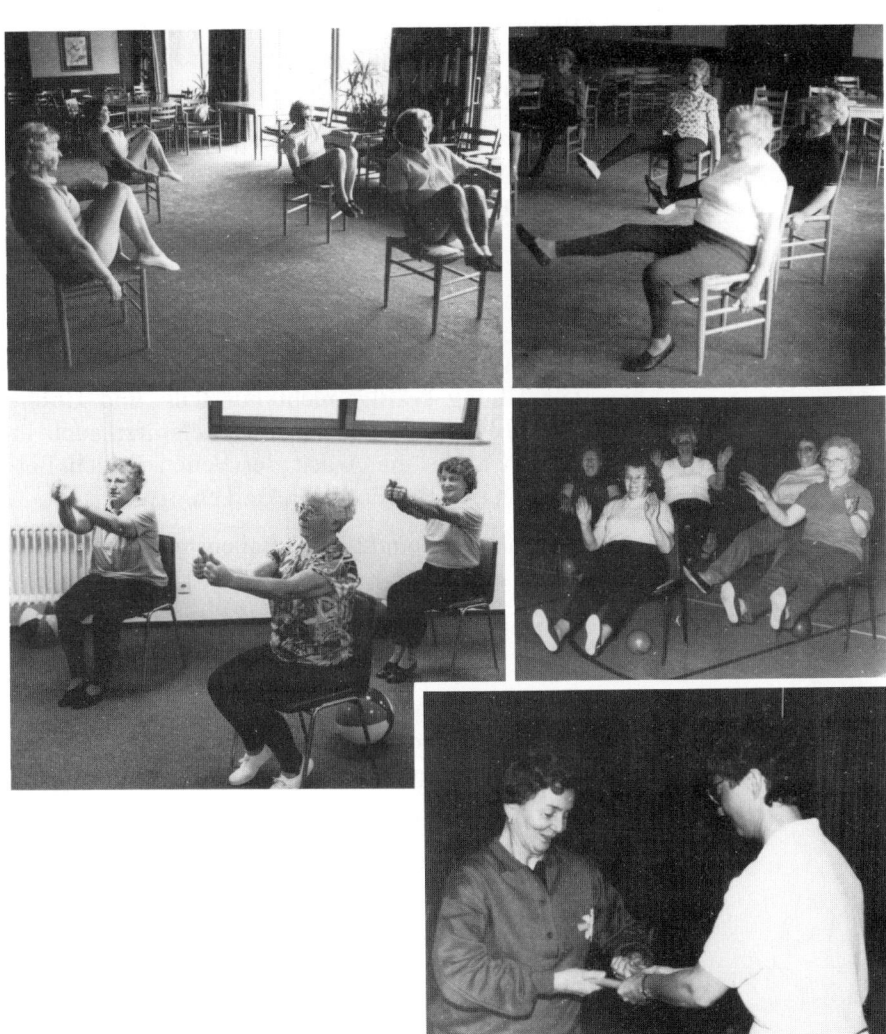

Oben links:	Eine Übung für die Bauchmuskeln
Oben rechts:	Langsames Führen des angehobenen Beines (Übg. 86)
Mitte links:	Die Hände fest zur Faust schließen (Übg. 71)
Mitte rechts:	Kräftige Muskelanspannung vorwiegend der Beine.
Unten rechts:	Partner A hält die Rhythmushölzer ganz fest, B versucht sie auseinander zu ziehen.

gen. Aus der Schulter heraus die gestreckten Arme nach innen und außen drehen, so daß abwechselnd Handflächen und Handrücken aneinanderliegen. Dabei jeweils die Handflächen bzw. Handrücken fest aneinanderdrücken.

81 Die Arme in Seithalte, den Unterarm rechtwinklig anbeugen. Mit dieser Armhaltung den Unterarm nach oben und unten führen.

82 Die Zehen mehrmals kräftig krallen – lockerlassen. Bei Krampf sofort aufhören.

83 Das gestreckte Bein leicht anheben. 10- bis 20mal nicht zu langsam den Fuß kräftig strecken und anziehen. Die Übung kräftigt nicht nur Fuß- und Unterschenkelmuskulatur, sondern sie unterstützt auch in besonderem Maße die Arbeit der Venen in den Beinen, nämlich den Blutfluß zum Herzen.

84 Mehrmals abwechselnd in den Ballenstand heben und Fersen langsam senken.

85 Mit angezogenem Fuß in verschiedene Richtung stoßen.

86 Führende Bewegungen im Stand und im Liegen mit einem Bein, sitzend auch mit beiden Beinen in alle möglichen Richtungen ausführen.

87 Grätschstand. Das Körpergewicht von einem Fuß auf den anderen verlagern, später auch mit Anheben der Fersen beim Verlagern. Die Knie beugen sich über die leicht nach außen gestellten Füße, jedoch nicht nach innen verdrehen.

88 Ein Knie heben, das Bein strecken und absetzen. Das gestreckte Bein wieder heben, beugen und zur Ausgangsstellung zurücknehmen.

89 Auf der vorderen Stuhlhälfte sitzen und den Rücken anlehnen, mit oder ohne Abstützen der Hände am Sitz. Im Liegen Rückenlage, Radfahrbewegung mit beiden Beinen. Je flacher die Bewegung im Liegen ausgeführt wird, um so anstrengender ist sie und um so stärker sind die Bauchmuskeln beteiligt. Vorsicht Preßatmung.

58

⊢		90

Ⴠ   90   Aufrechte Haltung. Den Kopf nach rechts neigen und die rechte Hand von oben kommend auf das linke Ohr legen. Den Kopf gegen den Druck der Hand wieder aufrichten.

⇂ Ⴠ ⌣ ⌐   91   Im Stand in Schrittstellung. Unter Beteiligung von Händen, Armen und Rumpf Bewegungen ausführen, als sollte ein Boot an einem Seil an Land gezogen werden.

⇂ Ⴠ ⌐   92   Im Sitz auf der vorderen Hälfte des Stuhles aufrechtsitzen. Einen Arm aus der Vorhalte im Halbkreis über hoch oder tief nach hinten führen mit Drehung im Oberkörper, der Kopf geht mit.

⇂ Ⴠ   93   Beide Arme hängen an einer Seite mit Drehung im Oberkörper. Beide Arme gleichzeitig über Vorhalte zur anderen Seite führen, bis sie dort wieder hängen. Der Oberkörper und der Kopf drehen mit.

⇂ Ⴠ   94   Den Oberkörper locker seitwärts neigen. Langsam aufrichten und zur anderen Seite neigen.

Ⴠ ⌐   95   Die Arme in Seithalte. Mit abwechselndem Anheben des Gesäßes rechts und links vorwärts- und rückwärtsbewegen. Beim Üben auf dem Stuhl nicht zu weit nach vorn kommen.

Ⴠ   96   Die Füße fest aufstellen, die Arme in Vorhalte, die Hände gefaltet. Das Gewicht nach vorn und oben verlagern und aufstehen.

Weitere Rumpfübungen siehe unter Haltungsübungen.

Lernziel bei Übungen zur Kräftigung im allgemeinen

Der Übende wird angeregt, Kräftigungsübungen bis zur mittleren individuellen Belastbarkeit durchzuführen. Dabei lernt er seine Muskelkraft richtig einschätzen und seine Leistungsgrenze erkennen. Er beobachtet, daß er durch regelmäßiges Üben seine Kräfte erhalten oder sogar verbessern kann, was sich besonders im Alter auf die Grundstimmung günstig auswirkt.

Methodische Hinweise für Übungen zur Kräftigung im allgemeinen

- Kräftigungsübungen sind geeignet, den Leistungswillen zu fördern. Häufig ist eine Steigerung der Intensität und der Wiederholungen der Übungen im Laufe der Zeit möglich.
- Niemals eine Körperregion über längere Zeit stark beanspruchen.
- Nach jeder Kräftigungsübung folgt eine Lockerungsübung oder eine Erholungspause für die belastete Muskelgruppe. Während dieser Pause können andere Körperregionen üben.
- Die Reihenfolge der übenden Körperregionen ist bedeutungslos.
- Führende Bewegungen erfordern im Gegensatz zum lockeren Schwung eine stärkere Muskelanspannung. Z.B. den gestreckten Arm aus der Hochhalte langsam senken, nicht fallen lassen. Dabei sind Arm- und Schultergürtelmuskulatur angespannt.
- Auf gleichmäßiges Weiteratmen achten zur Vermeidung von Preßatmung.

Einschränkungen bei Übungen zur Kräftigung im allgemeinen (siehe Abschnitt 5.5)

Ausgesprochene Kraftübungen, die den Bewegungsapparat überfordern und zu Preßatmung führen.

10.2 Gezielte Übungen gegen Haltungsschwäche (speziell für die Kräftigung und Beweglichkeit des Rumpfes)

Haltungsschwäche gilt allgemein als typische Alterserscheinung des Menschen. Die Hauptmerkmale der volkstümlichen Darstellung des alten Menschen sind gebeugter Rücken und Stock. Die Ursachen der sich häufig einstellenden Haltungsschwäche können Veränderungen der Wirbelsäule und altersbedingter Muskelschwund sein. Ist der die Wirbelsäule umgebende Muskelmantel geschwächt, verliert die Wirbelsäule ihre Stabilität, und das Ausbalancieren des Gleichgewichts ist erschwert. Die Atmung wird stark beeinträchtigt, und die Funktion der inneren Organe ist in Mitleidenschaft gezogen. Bewegungsmangel, vorwiegendes Sitzen in Sesseln und besonders Bettlägerigkeit beschleunigen diesen Prozeß. Es erscheint daher notwendig, auf folgende Übungen hinzuweisen, die die Haltung günstig beeinflussen:

10.3 Übungsformen, die die Haltung günstig beeinflussen

- Geh- und Gleichgewichtsübungen (Reagieren des Rumpfes auf Lageveränderungen)
- Bewegungen des Rumpfes bei Schwüngen
- Alle Übungen im Stand und Sitz mit gestrecktem Rücken
- Dehnübungen der Rumpfmuskeln
- Fast alle Dehnübungen der Arme
- Statische Übungen, bei denen Haltearbeit geleistet wird (z. B. Halten des Oberkörpers, der Arme und Beine in ungewöhnlicher Stellung).

10.4 Übungsbeispiele

ɬ ⱨ 97 Mehrmals kurzzeitig eine aufrechte Haltung einnehmen: Im Stand stehen die Füße parallel, fußbreit auseinander, Beine strecken, ohne die Knie durchzudrücken. Beim Sitz auf dem Stuhl sind die Beine leicht gebeugt und die Füße etwas nach vorn aufgestellt. Rücken strecken, Schultern sind locker und nicht hochgezogen, Arme hängen seitlich, Handflächen dem Körper zugewandt, Nacken strecken, Kopf aufrecht, das Kinn nicht wegstrecken oder hochziehen.

ɬ ⱨ 98 Aufrechte Haltung, im Stand die Füße leicht gegrätscht, im Sitz auf der vorderen Hälfte des Stuhles sitzen. Der gestreckte Körper, im Sitz Oberkörper, als hätte man einen Stock verschluckt, schwankt leicht vor, zurück, seitwärts oder kreist. Gewichtsverlagerung spüren.

ⱨ 99 Auf der vorderen Hälfte des Stuhles sitzen. Arm- und Handhaltung, als ob vor dem Körper ein Stab waagerecht gehalten wird. Langsam vor dem Körper große Kreise «mit dem Stab» ausführen. Dabei streckt sich die Wirbelsäule nach oben und weit nach vorn und beugt sich beim Heranziehen der Arme.

Tafel 5

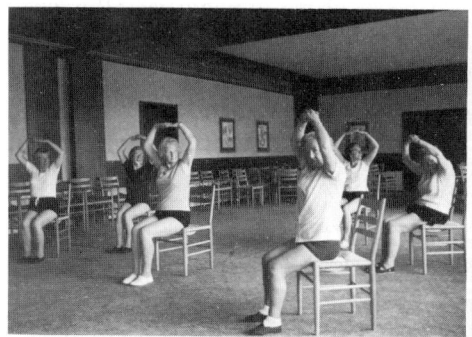 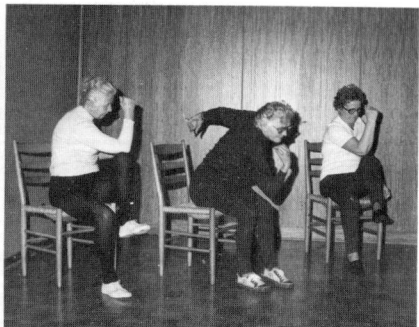

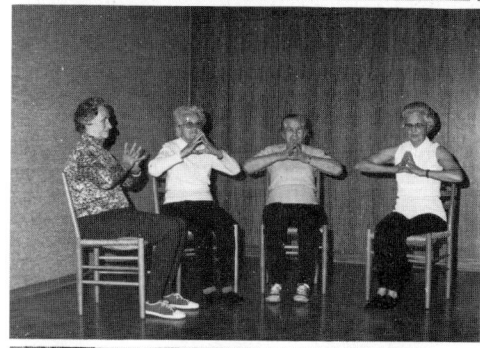 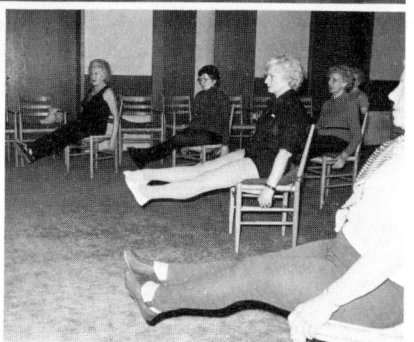

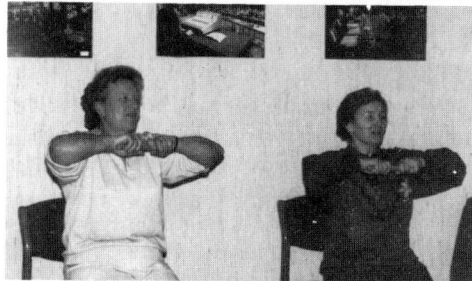

Oben links: Drehen der Wirbelsäule in gestreckter Haltung
Oben rechts: Drehen der Wirbelsäule in gebeugter Haltung (Übg. 105)
Mitte links: Isometrische Übung für die Armmuskulatur (Übg. 121)
Mitte rechts: Isometrische Übung für die Beinmuskulatur (Übg. 127)
Unten links: «Auseinanderziehen» des Rhythmusholzes. Isometrische
               Übung für die Schulter-Armregion. (Übg. 316)

ꜧ ʟ 100 Auf der vorderen Hälfte des Stuhles sitzen. Mit gestrecktem Rücken weit vor, zurück oder seitwärts neigen, auch kreisen, und dabei in extremer Haltung die Bewegung kurz anhalten (immer weiteratmen). Das Gesäß nicht einseitig abheben. Beliebige Armhaltung.

ꜧ 101 Auf der vorderen Hälfte des Stuhles sitzen. Mit gestrecktem Rücken abwechselnd mit der rechten und linken Schulter an die Lehne tippen, dabei dreht sich die Wirbelsäule.

ʟ ꜧ 102 Im Stand Schrittstellung, im Sitz auf der vorderen Hälfte des Stuhles sitzen. Der nach vorn gebeugte Oberkörper und die hängenden Arme sind entspannt. Die Arme strecken und im großen Bogen nach vorn und zur Hochhalte führen, dabei streckt sich auch der Rücken. Die Bewegung langsam ausführen und mit Anhalten kurz unterbrechen (weiteratmen).

ʟ ꜧ 103 Grätschstand bzw. Grätschsitz. Die Arme in Hochhalte. Den Oberkörper zur Seite drehen und gestreckt absenken, wieder aufrichten und nach vorn drehen.

ʟ ꜧ 104 Die Arme in Hochhalte. Die Schultern weit zurückführen, kurz anhalten, dann schwingen die Arme vorwärts abwärts und wieder in die Ausgangshaltung.

ꜧ ⌐ 105 Leichte Grätschstellung. Mit dem Ellenbogen des gebeugten Armes (oder die Arme vor dem Körper verschränkt) abwechselnd rechts und links das gleichseitige Knie, dann das gegenseitige berühren. Die Bewegung kann im Sitzen mit feststehenden Füßen, im Sitzen und Liegen mit dem dem Ellenbogen entgegenkommenden Knie ausgeführt werden. Nach jeder Knie-Ellenbogen-Berührung den Oberkörper aufrichten.

ʟ ꜧ ʟ 106 Aufrechte Haltung. Die Arme sind gestreckt neben dem Körper, die Handflächen zeigen nach vorn. Die gestreckten Arme gleichzeitig langsam nach oben führen und genauso zurück. Dasselbe, aber die Handflächen zeigen nach hinten. Die Hände beim Hochführen nicht verdrehen.

ʟ ꜧ ⌐ ʟ 107 Die Arme und die Hände führen die Bewegung des Heranziehens eines Taues von weit oben aus.

Lernziel bei Übungen gegen Haltungsschwäche

Der Übende soll angeregt werden, seine Haltung im täglichen Leben zu kontrollieren, um Fehlhaltungen bei Nachlässigkeiten zu vermeiden und bei Muskelschwäche durch geeignete Übungen zu verbessern.

Methodische Hinweise für Übungen gegen Haltungsschwäche

- Mit Rücksicht vor allem auf die Wirbelsäule werden Rumpfübungen weich und einfühlsam ausgeführt.
- Bei allen Haltungsübungen auf gleichmäßiges Atmen achten.
- Rumpfübungen werden im Sitz auf dem Stuhl meistens exakter ausgeführt als im Stand, da das Becken beim Sitzen fixiert ist und nicht ausweichen kann.
- Zur Schonung der häufig degenerierten Halswirbelsäule wird bei Bewegungen des Rumpfes der Kopf in Verlängerung der Wirbelsäule gehalten (gleichzeitig eine Halteübung für Hals- bzw. Nackenmuskeln).
- Bei Übungen mit den Armen in Hochhalte darauf achten, daß der Kopf nicht eingezogen wird.
- Bettlägerige, soweit möglich, mehrmals täglich aufrecht sitzen lassen (nur mit Genehmigung des Arztes).
- Übungen im Langsitz (für Bettlägerige) sind wesentlich anstrengender als im Sitz auf dem Stuhl.

10.5 Gezielte Übungen gegen Inkontinenz

Viele Frauen, auch schon in jüngeren Jahren, leiden an Inkontinenz, im Alter wird sie häufig zum Problem. Unkontrolliertes und unwillkürliches Wasserlassen verunsichert die Betroffenen und kann zu Depressionen führen. Beruht die Inkontinenz auf einer Schwäche der gesamten Beckenboden- und Schließmuskulatur und können akute oder chronische Erkrankungen ausgeschlossen werden, können mit einem gezielten Beckenbodentraining gute Erfolge erzielt werden. Dazu ist nur ein geringes Übungsangebot erforderlich.

10.6 Übungsbeispiele

Siehe Übungen 89, 95, 124, 125, 126, 127, 135.

108 Die Beine übereinanderschlagen und die Knie kräftig gegeneinander pressen. Die Anspannung einige Sekunden halten und wieder entspannen.

109 Sämtliche Schließmuskeln kräftig zusammenkneifen, die Anspannung einige Sekunden halten und wieder entspannen.

Methodische Hinweise für Übungen gegen Inkontinenz

- Bei den Übungen 108 und 109 zunächst einatmen und während der Ausatmung die Muskulatur zunehmend anspannen.
- Da die Übungen mit der Atmung verbunden sind, sollte sie individuell und nicht im Rhythmus der Gruppe ausgeführt werden.
- Zwischen den Übungswiederholungen einige Atemzüge lang pausieren.

10.7 Isometrisches Muskeltraining

Im Alter ist die Fähigkeit, sich ausgiebig und kräftig zu bewegen, häufig eingeschränkt, zuweilen kaum noch möglich. Am deutlichsten trifft das bei Bewohnern von Pflegeheimen zu. Geringere Belastbarkeit von Herz, Kreislauf und Atmungsorganen, aber auch Altersveränderungen des Bewegungsapparates können zu folgenschwerem Bewegungsmangel führen. In dieser Situation kann ein intensives isometrisches Muskeltraining als Maßnahme gegen Muskelschwund hilfreich sein. Bei vorübergehender Bettlägerigkeit erhält es die Kräfte, die beim Wiederaufstehen benötigt werden. Isometrisches Üben hat den Vorteil, wenig Zeit zu beanspruchen, sollte aber täglich und richtig ausgeführt werden. Übungsleiter, die ihre Gruppe nur einmal wöchentlich sehen, haben daher keine Kontrolle über die richtige und konsequente Durchführung des Trainings.

Wie schon erwähnt, kommt es bei isometrischen (statischen) Übungen zur Muskelanspannung ohne Bewegung. Da es bei einem auf Muskelwachstum ausgerichtetem Training auf den größten willkürlichen Krafteinsatz ankommt, läßt sich diese Technik am besten gegen einen Widerstand praktizieren, der keine Bewegung zulassen darf.

Folgende Regeln sind zu beachten, um einen Trainingserfolg zu erzielen:

- Täglich das Trainingsprogramm 3- bis höchstens 5mal durchführen.
- Dauer der Muskelanspannung 5 – 6 Sekunden. Die Anspannung beginnt vorsichtig steigernd (nicht ruckartig) bis zum größtmöglichen Krafteinsatz, der 2 – 3 Sekunden gehalten werden muß.
- Während der Anspannung weiteratmen. Lautes Zählen der Sekunden (21 – 26) während der Muskelanspannung verhindert Preßatmung.

10.8 Übungsbeispiele für eine Person

- Ein starrer Gegenstand leistet den Widerstand.

  110 Die flache Hand oder die gespreizten Fingerspitzen auf eine oder von unten gegen eine Tischplatte drükken.

  111 Mit einer Hand die Armlehne eines Stuhles umfassen und die Finger zusammendrücken.

  112 Mit den Händen beide Armlehnen umfassen und die Lehnen zusammendrücken.

  113 Mit den Händen beide Armlehnen vorn umfassen und die Unterarme auflegen. Die Armlehnen vorschieben wollen.

  114 Einen kleinen Stab (z. B. Rhythmusholz) oder Handtuch umfassen und auseinanderziehen.

  115 Sitz auf dem Stuhl, die Hände umfassen die Rückenlehne knapp über dem Sitz, den gestreckten Oberkörper vorneigen. Das Brustbein nach oben ziehen.

  116 Seitlich an der Wand stehen. Die Hüfte an die Wand drücken.

  117 Mit dem Rücken an der Wand stehen oder Rückenlage auf dem Boden oder im Bett. Den Kopf gegen die Wand bzw. Unterlage drücken.

  118 Im Sitz die Füße von innen oder von außen gegen die Beine eines gegenüberstehenden Stuhles drükken.

- Man leistet sich selbst den Widerstand.

  119 Hand fest zur Faust pressen, der Daumen liegt außen an.

120　Zusammendrücken der über Kreuz gelegten Handflächen.

121　Die gespreizten Fingerspitzen beider Hände gegeneinanderlegen und bei unterschiedlicher Armhaltung gegeneinanderdrücken.

122　Vor dem Oberkörper die gegenseitigen Handgelenke umfassen und auseinanderziehen.

123　Den Kopf gegen die am Hinterkopf anliegenden gefalteten Hände drücken, oder gegen die flachen Hände an der Stirn oder gegen die flache Hand an der Schläfe.

124　Die Bauchmuskeln, Schließmuskeln oder Gesäßmuskeln anspannen, auch alle gleichzeitig.

125　Im Sitz ein zusammengefaltetes Handtuch zwischen die Knie legen und die Knie zusammendrücken.

126　Im Sitz die Hände außen an die geschlossenen Knie legen. Gegen den Druck der Hände versuchen, die Knie zu öffnen.

127　Im Sitz und im Liegen die Beine strecken und die vorderen Teile der Füße gekreuzt übereinanderlegen. Der untere Fuß drückt nach oben, der obere nach unten.

10.9 Übungsbeispiele mit Hilfe des Übungsleiters (Pflegeperson)

Eine zweite Person (Übungsleiter) gibt den Widerstand beim Üben in Rückenlage.

128　Der Arm des Übenden liegt neben seinem Körper, die Handfläche nach oben gekehrt. Der Übungsleiter legt seine Hand auf die des Übenden. Der Übende drückt seine Hand nach oben gegen die des Übungsleiters.

129　Der Übende legt seine Hand auf die nach oben gedrehte Handfläche des Übungsleiters und drückt dagegen. Die Hände befinden sich neben dem Körper des Übenden, so daß sein Arm leicht gebeugt ist.

130 Der Übungsleiter legt seine Hand auf die Stirn, unter den Kopf, seitlich gegen den Brustkorb, seitlich gegen die Hüfte, auf die Füße usw. Der Übende drückt gegen die Hand des Übungsleiters.

Bei diesen Partnerübungen empfindet der Übende die Zuwendung des Übungsleiters als besonders wohltuend. Andererseits gewinnt der Übungsleiter einen Eindruck von den tatsächlich vorhandenen Kräften und der Bereitschaft und Fähigkeit des Übenden, sich anzustrengen.

Lernziel bei isometrischem Muskeltraining

Der Übende kennt die Bedeutung des isometrischen Muskeltrainings und beherrscht seine Technik. Er weiß, welche Übungen speziell für ihn wichtig sind.

Methodische Hinweise für isometrisches Muskeltraining

Bei bewegungsbehinderten Gruppen ist ein isometrisches Muskeltraining mit leicht nachvollziehbaren Übungen zu empfehlen.

- Bei Aufstellung eines Trainingsprogramms überlegen, welche Muskelgruppen angesprochen werden sollen und das Training vorsichtig aufbauen.
- Übungen wählen, die eine möglichst große Muskelgruppe einbeziehen.
- Für jede Muskelgruppe genügt eine Übung im Trainingsprogramm.
- Übungen, die allein ausgeführt werden können, so lange unter Anleitung ausführen lassen, bis die Technik beherrscht wird.
- Bei Partnerübungen paßt der Übungsleiter seinen Gegendruck genau den Kräften des Übenden an, damit keine Bewegung und auch keine Gegenbewegung entstehen kann.

Hinweise zur Vorsicht bei isometrischem Muskeltraining

- Einige isometrische Übungen belasten die Gelenke sehr stark. Bei Empfind-lichkeit auf andere Übungen mit gleicher Wirkung ausweichen.
- Besonders bei Teilnehmern mit hohem Blutdruck oder einem geschwächten Gefäßsystem darauf achten, daß die maximale Muskelanspannung 5 Sekun-den nicht überschreitet.
- Keine isometrischen Übungen bei Muskelkrankheiten ohne Anweisung des Arztes ausführen.

Übungsleitern wird empfohlen, im Bedarfsfalle einschlägige Fachliteratur heranzuziehen.

In Pflegeheimen ist eine enge Zusammenarbeit der Übungsleiter (häufig Al-tenpfleger) mit Krankengymnasten ratsam.

11. Bodenübungen

Die Zahl der Altengymnastikgruppen, in denen wirklich alle Teilnehmer Bodenübungen ausführen möchten und auch vertragen, ist verhältnismäßig gering. Sie bereiten vielfach Schwierigkeiten wegen der Kreislaufbelastung durch die Lageveränderung oder wegen gravierender Veränderungen der Wirbelsäule, die ein Liegen auf flachem Boden erschweren. Der Übungsleiter sollte daher nur auf Wunsch möglichst aller Teilnehmer auf dem Boden üben lassen.

Beim Üben im Liegen muß der Raum genügend warm sein. In Räumen ohne Teppichboden ist eine Bodenmatte aus Schaumstoff für jeden Teilnehmer erforderlich, während bei warmen und weichen Teppichböden in der Regel ein großes Badetuch genügt. Die Dauer des Übens auf dem Boden hängt vom Wunsch und der Belastbarkeit der Gruppe ab, eine Viertelstunde sollte möglichst nicht überschritten werden.

Bei vielen älteren Menschen ist das Hinunterkommen auf den Boden und das Wiederaufstehen so beschwerlich, daß sich diese Anstrengung wegen einiger Bodenübungen nicht lohnt. Vielfach wird empfohlen, mit Abstützen an einem bereitgestellten Stuhl vorsichtig auf den Boden zu gehen und auch wieder aufzustehen. Diese Stühle müssen dann vom Übungsleiter weggeräumt und zum Aufstehen herangeholt werden, da sie beim Üben im Liegen beengen bzw. im Wege stehen. In der Praxis hat sich die persönliche Hilfe des Übungsleiters beim Niedersetzen und Aufstehen am meisten bewährt.

Bei den Übungsbeispielen in diesem Buch sind viele Übungen mit dem graphischen Symbol «im Liegen» und «im Langsitz» versehen worden. Sie können auch in dieser Stellung ausgeführt werden, doch muß der Übungsleiter entscheiden, welche dieser Übungen zwar für Bettlägerige gut sind, für be-

Tafel 6

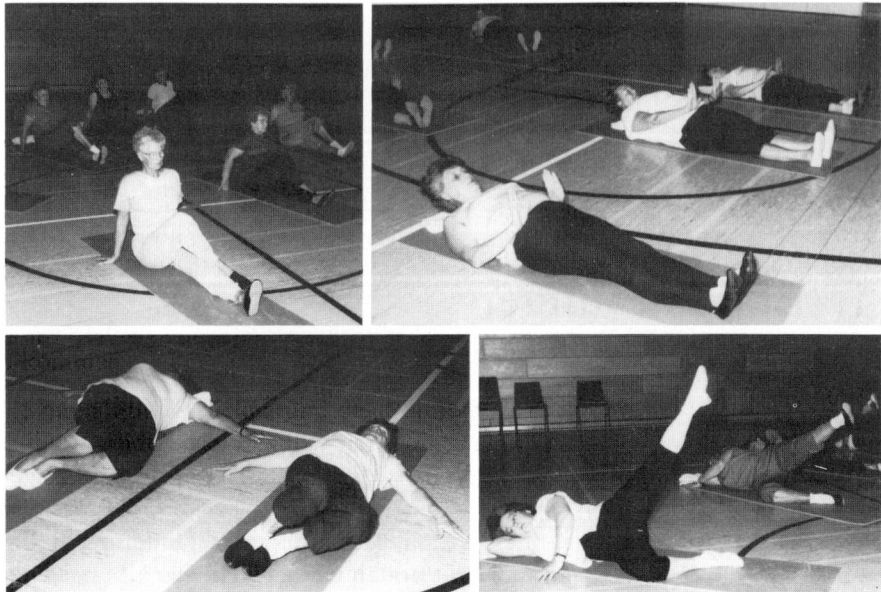

Oben links:	Im Langsitz den rechten Fuß neben das linke Knie außen aufsetzen.
Oben rechts:	Die Füße und Hände anziehen.
Unten links:	Die Füße aufstellen und die Arme in Seithalte. Beide Knie nach rechts und links fallen lassen. (Übg. 137)
Unten rechts:	In Seitlage ein Bein nach oben spreizen. (Übg. 147)

wegliche Gruppen aber besser im Sitzen oder Stehen ausgeführt werden sollten und daher als Bodenübung wenig sinnvoll erscheinen, z. B. Handübun-
gen.

11.1 Übungsbeispiele

Siehe Übungen Nr. 35, 44, 55, 62, 63, 64, 83, 85, 86, 89, 190, 192, 193, 195

Übungen in Rückenlage

131 Aus dem Langsitz langsam, Wirbel für Wirbel, in die Rückenlage kommen.

132 Abwechselnd einen Fuß aufstellen und das Bein wieder strecken, auch beide Füße gleichzeitig.

133 Ein Bein anhocken, gegrätscht wieder ablegen, wieder anhocken und zur Ausgangslage zurücklegen.

134 Ein Bein anhocken, senkrecht hochstellen, strecken und die Ferse nach oben drücken, kurz halten. Das Bein wieder beugen und ablegen.

135 Radfahren mit einem oder beiden Beinen. Die Füße kreisen in großem Bogen oder flach über dem Boden.

136 Die Beine sind leicht gegrätscht. Aus der Hüfte heraus die Beine nach innen und außen rollen, so daß einmal die Zehen beider Füße zueinander, dann nach außen gekehrt sind.

137 Die Beine sind angebeugt und die Füße aufgestellt. Die Arme liegen in Seithalte auf der Unterlage. Beide Knie nach rechts und links fallen lassen.

138 Die Beine sind angebeugt und die Füße gegrätscht aufgestellt. Das Becken anheben, in dieser Stellung halten und ablegen. Oder das Becken anheben und ohne Drehung seitlich ablegen, abwechselnd rechts und links.

139 Beide Arme liegen leicht gebeugt neben dem Körper, die Handflächen auf der Unterlage. Beide Hän-

de gleichzeitig einige Sekunden auf die Unterlage drücken, anschließend entspannen.

140 Die Beine sind angebeugt und die Füße leicht gegrätscht aufgestellt. Die Arme in Seithalte, die Handrücken liegen auf der Unterlage. Die rechte Hand zur linken Hand führen, die Arme bleiben gestreckt, der Rumpf dreht mit.

141 Den Kopf leicht anheben und mit einer Hand am gleichseitigen Oberschenkel außen zum Knie streichen. Dabei beugt sich die Wirbelsäule seitwärts.

142 Den Kopf und Schultergürtel anheben. Mit einer Hand auf dem entgegengesetzten Oberschenkel zum Knie streichen.

143 Den Kopf seitwärts drehen, auf die Unterlage drücken und zurück zur Ausgangsstellung.

144 Den Kopf anheben, zu den Füßen blicken, den Kopf kurz halten und zurücklegen.

145 Die Hände liegen auf den Oberschenkeln. Den Kopf und den Schultergürtel anheben, die Hände gleiten dabei möglichst bis zum Knie, langsam zurücklegen.

Übungen in Seitenlage

146 Das obere Bein fährt Rad.

147 Das obere Bein gestreckt senkrecht nach oben abspreizen und schließen.

148 Das obere Bein gestreckt nach vorn ablegen. Das Bein gestreckt im großen Bogen langsam nach hinten führen und ablegen. Die gleiche Bewegung zurück ausführen.

Übungen in Bauchlage

149 Der Kopf liegt auf den verschränkten Unterarmen. Die Beine in den Knien anwinkeln und gegengleich locker auf- und abbewegen.

150 Der Kopf liegt auf den verschränkten Unterarmen. Den Kopf möglichst hoch anheben und langsam von einer Ellenbogenbeuge in die andere legen.

151 Die Arme in Hochhalte. Den Kopf in Verlängerung der Wirbelsäule und die gestreckten Arme wenig anheben, kurz halten und wieder ablegen.

152 Der Kopf liegt auf den verschränkten Unterarmen. Ein Bein gestreckt anheben und gegrätscht ablegen. Das Bein wieder in die Ausgangsstellung bringen.

153 Die Arme liegen in Hochhalte auf der Unterlage. Beide Beine gestreckt anheben und wieder senken.

Übungen im Knieliegestütz/Bankstellung

154 Abwechselnd die Wirbelsäule nach oben zum Katzenbuckel beugen, der Kopf geht dabei nach unten und anschließend die Wirbelsäule nach unten zum Hohlkreuz beugen, dabei geht der Kopf nach oben. Die Arme bleiben gestreckt.

155 Bei gestreckten Armen das Gewicht verlagern, nach vorn, hinten, nach rechts und links.

156 Abwechselnd einige Sekunden das rechte Knie und die linke Hand in den Boden drücken, dann das linke Knie und die rechte Hand.

157 Abwechselnd einen Arm nach vorn oder ein Bein nach hinten gestreckt in die Waagerechte heben und kurz halten. Der Kopf bleibt in Verlängerung der Wirbelsäule.

158 Gleichzeitig den rechten Arm nach vorn und das linke Bein nach hinten gestreckt anheben und kurz das Gleichgewicht halten. Das gleiche mit dem linken Arm und rechten Bein. Der Kopf bleibt in Verlängerung der Wirbelsäule. Nur für Geübte.

Methodische Hinweise für Bodenübungen

- Um von den Teilnehmern gesehen zu werden und sie auch gut beobachten zu können, geht der Übungsleiter nicht mit auf den Boden, sondern demonstriert stehend die Übungen. Beinübungen, wie «Radfahren» beider Beine werden zuweilen mit Hilfe der Arme gezeigt.
- Beim Hinlegen wie beim Aufstehen nach dem Üben wird im Sitz auf dem Boden erst einmal Halt gemacht oder auch geübt, um die Teilnehmer allmählich an die Lageveränderung zu gewöhnen.
- Kleine Kissen oder Rollen, auch aus Handtüchern gefertigt, benötigen die Teilnehmer, um sie unter den Nacken zu legen.
- In den Pausen zwischen den Übungen liegen die Teilnehmer am besten mit einem oder beiden aufgestellten Füßen und nicht mit gestreckten Beinen.
- Wegen der im Alter meist empfindlichen Kniegelenke sollte auf Üben im Kniestand völlig verzichtet werden und auch im Knieliegestütz höchstens eine Übung eingeflochten werden.
- Bei Bodenübungen, besonders bei starker Beanspruchung der Bauchmuskeln, erinnert der Übungsleiter immer wieder an gutes Weiteratmen.
- Das gleichzeitige Anheben beider Beine aus der Rückenlage erfolgt immer mit gebeugten Knien. Nur aus dieser angehockten Haltung sollten Übungen mit beiden gestreckten Beinen ausgeführt werden.

12. Üben mit Bettlägerigen

Die Empfehlungen dieses Abschnittes wenden sich an Übungsleiter, die mit der Pflege bettlägeriger alter Menschen betraut sind.

Bei Bettlägerigen entscheidet der Arzt, ob und in welcher Form Bewegungsübungen angebracht und möglich sind. Auch Fachkräfte des Pflegedienstes sollten aus Vorsicht bei der Durchführung eines Bewegungstrainings dem Rat des Arztes folgen.

Sowohl bei kurzzeitig Erkrankten als auch bei alten Menschen, die eine lange Zeit oder dauernd bettlägerig sind, sollen Bewegungsübungen den ganzen Körper und seine Funktionen günstig beeinflussen, um den schweren Folgen eines extremen Bewegungsmangels entgegenzuwirken. Eine gute Durchblutung durch Anregung von Herz und Kreislauf, eine bessere Atmung und die Erhaltung der Beweglichkeit sollen mit regelmäßigem Üben erreicht werden. Gegen den Muskelschwund sind zusätzlich zu Bewegungsübungen isometrische Übungen angezeigt.

Mit Einverständnis des Betreuten sollten die Übungen in die tägliche Pflege miteinbezogen sein. Ihre Bedeutung wird dem Übenden erklärt, und es wird versucht, ihn zu motivieren, aktiv mitzuarbeiten, um die noch verbliebene Selbständigkeit zu erhalten und die Abhängigkeit von fremder Hilfe nicht zu vergrößern. Dazu gehört manchmal viel Geduld und Einfühlungsvermögen. Doch sollte alles versucht werden, diese alten Menschen vor Resignation und Selbstaufgabe zu bewahren. In den Pflegeheimen ist es besonders wichtig, daß das Üben Spaß macht, so daß es als angenehme Abwechslung empfunden wird.

12.1 Übungsbeispiele

Alle Übungen, die in diesem Buch mit dem Zeichen «im Liegen» und «im Langsitz» versehen sind, können bei Bettlägerigkeit ausgeführt werden, dazu kommen die Bodenübungen in Rücken- und Seitenlage und die isometrischen Übungen Nr. 117–128.

12.2 Vorschlag für das erste Üben mit einem Bettlägerigen

Die Art der Ausführung, die Intensität und das Tempo bleiben dem Übenden überlassen. Der Übungsleiter gewinnt einen ersten Eindruck über die Beweglichkeit, die allgemeine Belastbarkeit, die Behinderungen und die Leistungsgrenze des Übenden.

Der Übende befindet sich in Rückenlage.

Räkeln.

Der Übende schlägt mit den Händen die Bettdecke auf, mit oder ohne Anheben des Kopfes, je nach Kraft.

Wegstoßen der Bettdecke mit den Füßen ans Fußende. Der Übungsleiter nimmt die Decke aus dem Bett.

Die Oberarme bleiben liegen, den Unterarm anbeugen und strecken, einseitig und beidseitig.

Mit dem Arm in verschiedene Richtungen winken.

Den Arm nach oben führen und leicht gebeugt neben den Kopf legen, einseitig und beidseitig.

Eine Hand auf die entgegengesetzte Schulter legen.

Ein Bein anbeugen und den Fuß aufstellen, das Bein wieder strecken, je nach Kraft ohne oder mit Anheben des Fußes.

Im Wechsel den Fuß strecken und anziehen, auch beide Füße gleichzeitig.

Ein- bis zweimal zur rechten und linken Seite rollen.

Gelingt es dem Übenden, sich zum Sitz aufzurichten?

- mit Unterstützung des Übungsleiters,
- allein mit dem Bettzügel,
- allein durch Aufstützen der Unterarme
- ohne Zuhilfenahme der Arme mit Festhalten der Füße durch den Übungsleiter.

Der Übende sitzt gegen das schräggestellte Kopfteil des Bettes gelehnt und ist zugedeckt.

Der Übungsleiter spielt dem Bettlägerigen ein locker geknotetes Handtuch zu. Er wechselt dabei seine Stellung am Bett. Das Tuch wird vom Übungsleiter und Übenden auf verschiedene Weise geworfen und gefangen, einhändig und beidhändig.

Lernziel beim Üben mit Bettlägerigen

Der Übende spürt, daß er durch unkomplizierte und leicht nachvollziehbare Übungen auch bei langer Bettlägerigkeit seine Beweglichkeit erhalten kann. Sein Wille, eine gewisse Unabhängigkeit von anderer Hilfe zu behalten, wird gefördert.

Methodische Hinweise für Üben mit Bettlägerigen

- Das Bett wird, soweit möglich, flach gestellt und das Kopfkissen durch eine Nackenrolle ersetzt. Beim Üben im Sitzen wird das Bett so eingestellt, daß der Rücken des Übenden abgestützt ist. Von der Art der Übungen hängt es ab, ob der Übende zu- oder abgedeckt ist.
- Das Trainingsprogramm muß sorgfältig, individuell, der Belastbarkeit des Bettlägerigen entsprechend zusammengestellt sein.
- Anfangs stehen unkomplizierte Übungen im Vordergrund. So werden Bewegungen des täglichen Lebens nachgeahmt, wie Haare kämmen, sich waschen, einen Schwamm ausdrücken usw.
- Es sind nur Übungen geeignet, die der Übende allein ohne Eingreifen des Übungsleiters (passives Bewegen) ausführen kann.
- Der Übungsleiter übt die Übungen soweit möglich mit.

13. Übungen mit Stühlen

Der Stuhl dient in der Altengymnastik nicht nur zum Sitzen oder Festhalten, er kann auch die Funktion eines Gerätes haben, an dem geübt wird. Wichtig ist, daß er stabil ist, fest steht und einen geraden Sitz und eine Rückenlehne, aber keine Armlehnen hat.

13.1 Übungsbeispiele mit einem Stuhl

ɥ 159 Die Füße leicht gegrätscht aufstellen. Mit einer Hand am vorderen, später auch am hinteren gleichseitigen Stuhlbein, ab- und aufwärtsgleiten.

ɥ 160 Vom Sitz möglichst ohne Abstützen der Hände aufstehen und um den Stuhl herumgehen, mit oder ohne Frontwechsel, wieder setzen.

ɭ 161 An der Seite des Stuhls ihm zugewandt stehen, mit einer Hand an der Lehne festhalten. Abwechselnd einen Fuß auf die Sitzkante tippen oder den Fuß auf den Sitz stellen.

ɭ 162 An der Seite des Stuhls ihm zugewandt stehen, mit einer Hand an der Lehne festhalten. Einen Fuß auf die Stuhlkante stellen und das Knie mehrmals vorwippen bei aufrechtem Oberkörper. Das Standbein bleibt gestreckt und der Fuß des Standbeines, auch die Ferse, bleibt fest aufgestellt.

81

163 Ca. 20 cm vom Stuhl entfernt hinter der Lehne stehen, dem Stuhl zugewandt, die Hände liegen auf der Lehne. Durch Drehung des Beckens abwechselnd mit der rechten und linken Hüfte an die Lehne tippen.

164 In einiger Entfernung, je nach Körpergröße, hinter dem Stuhl stehen, die Arme in Hochhalte. Den gestreckten Rumpf, die Beine bleiben gestreckt, vorneigen, bis die Hände die Stuhllehne berühren. Langsam wieder mit den Armen in Hochhalte aufrichten.

165 In einiger Entfernung hinter dem Stuhl stehen und die Hände ohne Druck auf die Lehne legen. Die Arme sind gestreckt und bilden mit dem Oberkörper eine gerade Linie in waagerechter Haltung. Abwechselnd einen Arm einmal rück-vorschwingen und die Hand wieder auf die Lehne legen. Der Blick geht beim Rückschwung mit zurück.

166 In einiger Entfernung vor dem Sitz stehen und mit beiden Händen auf den Sitz stützen, der Kopf ist in Verlängerung der Wirbelsäule. Ein Bein gebeugt anheben und dann in waagerechte Stellung nach hinten strecken, kurz halten. Bein wieder beugen und abstellen (Atmen nicht vergessen).

13.2 Übungsbeispiele mit zwei Stühlen

Wenn genügend Stühle vorhanden sind, können auch verschiedene Übungen mit zwei Stühlen für jeden Teilnehmer ausgeführt werden. Die Stühle stehen sich mit den Sitzen gegenüber, auf einem sitzt der Übende, der andere Stuhl ist das Übungsgerät.

167 Die Arme in Seit- oder Hochhalte. Mit einer oder beiden Händen auf den Sitz klopfen und wieder in die Ausgangsstellung gehen, z.B. rechte Hand auf rechte oder linke vordere Stuhlecke oder in die Mitte des Sitzes, beide Hände auf die vordere Kante oder den hinteren Sitz, auch Hände über Kreuz.

168 Beide Arme in Seithalte rechts. Die gestreckten Arme im großen Bogen (Dehnung) flach über dem Sitz

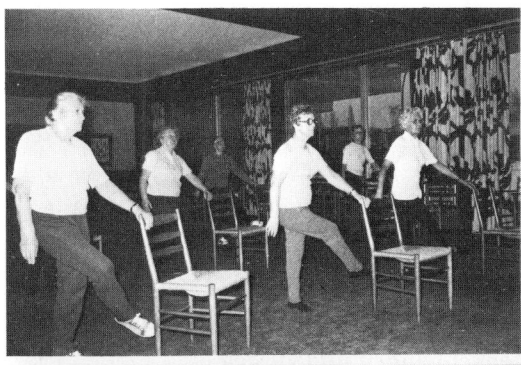
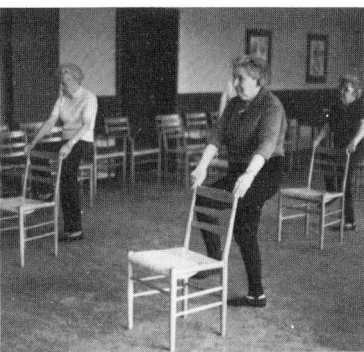
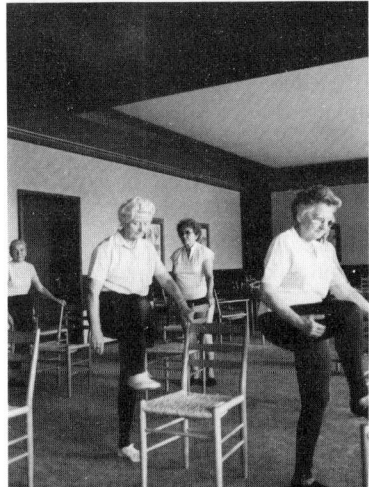
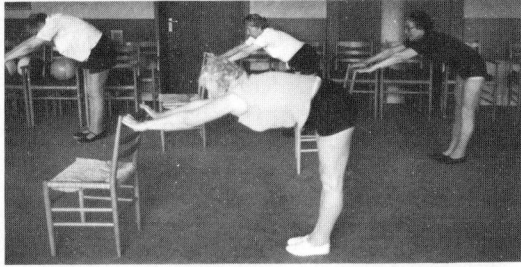
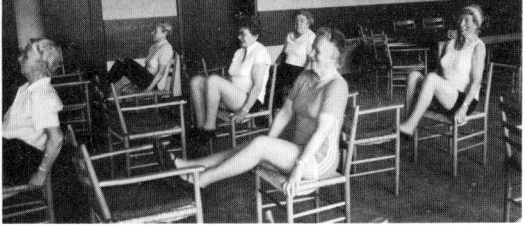

Oben links:	Seitschwung eines Beines mit Festhalten am Stuhl (Übg. 41)
Oben rechts:	Tippen eines Knies an die entgegengesetzte Seite der Stuhllehne
Mitte rechts:	Haltungsübung am Stuhl (Übg. 164)
Unten links:	Aufstellen eines Fußes auf den Sitz mit Festhalten am Stuhl (Übg. 161)
Unten rechts:	Beide Beine gleichzeitig auf den gegenüber stehenden Stuhl legen (Übg. 170)

zur Seithalte nach links führen oder schwingen. Der Rumpf geht mit.

169 Mit einem Fuß am gegenüberliegenden Stuhlbein auf- und abwärts gleiten.

170 Abwechselnd einen oder beide Füße zugleich auf die vordere Sitzkante vom Stuhl tippen oder auf den Sitz legen.

171 Ein Knie anheben, das Bein über dem Sitz strecken, ohne es abzulegen, das Knie wieder beugen und Bein absetzen.

172 Ein Bein über den Sitz von einer Seite zur anderen führen oder schwingen und zurück.

173 Beide Beine auf den Stuhl legen, die Arme in Hochhalte. Mit den Händen mehrmals auf Unterschenkel oder Füße tippen, auch diagonal, dazwischen immer wieder aufrichten.

Als zweiter Stuhl ist auch ein Stuhl mit Armlehnen geeignet, die zum Üben auf unterschiedliche Weise miteinbezogen werden können. Z.B.:

Ein Bein von außen über die Armlehne schwingen und auf den Sitz ablegen.

14. Partnerübungen

Besonders vergnügt geht es immer bei Partnerübungen zu. Hierbei gibt es Gelegenheit, sich auch einmal anderen Menschen zuzuwenden und sich auf sie einzustellen.

Partner A und B nehmen gegenüber Aufstellung, stehend oder auf zwei Stühlen sitzend. Sind es mehr als ein Paar, so ist die Gassenaufstellung zu empfehlen. Das Licht soll nach Möglichkeit für beide von der Seite kommen, damit niemand geblendet wird.

14.1 Übungsbeispiele

ʇ ɥ   174   Auf verschiedene Weise im Wechsel gegen eine oder beide Hände des Partners und in die eigenen Hände klatschen.

ɥ   175   Abwechselnd zweimal auf die Oberschenkel des Partners tippen und zweimal in aufrechter Haltung über dem Kopf in die eigenen Hände klatschen. A beginnt mit Tippen auf die Oberschenkel, B mit Klatschen über dem Kopf.

ʇ ɥ   176   A hält einen Arm in Vorhalte, der gegenüber befindliche Arm von B umkreist diesen Arm. Das gleiche mit beiden Armen oder Kreisen der gestreckten Arme beider Partner umeinander.

ɥ   177   A streckt ein Bein waagerecht vor, B schwingt das gegenüber befindliche Bein darüber und zurück, oder umkreist es. Oder Kreisen der gegenüber befindlichen Beine umeinander, aber von jedem Partner nur ein Bein. Diese Übung nicht ausführen, wenn ein Partner gefährdete Krampfadern oder offene Beine hat.

Sitz auf der vorderen Stuhlhälfte. A und B fassen sich an beiden Händen. Sie sind so weit voneinander entfernt, daß die Arme gestreckt sind. Im Stand die Beine leicht gegrätscht.

┠	178	● Abwechselnd den Rumpf vor- und zurückneigen mit gestrecktem Rücken. Während A sich vorneigt, geht B zurück.
�??? ┠	179	● Beide kreisen den Rumpf, die Arme bleiben gestreckt.
�??? ┠	180	● Beide beugen den Rumpf seitlich. Zwei der gefaßten Hände gehen dabei nach oben, während die beiden anderen nach unten gehen, so daß die Arme ein «Fenster» bilden, durch das beide blicken.
�??? ┠	181	● Die Arme schwingen seitlich hin und her, in die gleiche Richtung oder über Kreuz.
�??? ┠	182	● Die Arme kreisen gleichseitig oder gegengleich.
┠	183	Sitz auf der vorderen Stuhlhälfte, die Füße leicht gegrätscht aufsetzen. Beide rechten Hände fassen und diagonal vor- und zurückschwingen ohne oder mit Drehung in der Wirbelsäule. Das gleiche links. Beide Hände beider Partner über Kreuz fassen und diagonal hin- und herschwingen.
┠	184	Die geschlossenen Füße rechts vorn aufsetzen, so daß die Füße von A und B paarweise nebeneinanderstehen. Gleichzeitig beide Füße anheben, im Halbkreis rückwärts führen und schräg vorn links absetzen. Eventuell mit den Händen am Sitz abstützen. Weiteratmen. (Vorsicht Krampfadern.)

Beide Stühle stehen mit ihrer linken Seite aneinander. Beide Partner setzen sich von der rechten Seite auf den Stuhl, so daß sie sich mit den Rücken berühren und rechts von sich die Lehne haben.

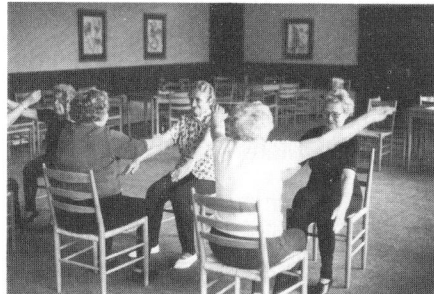 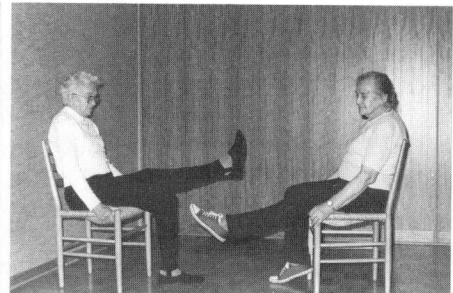

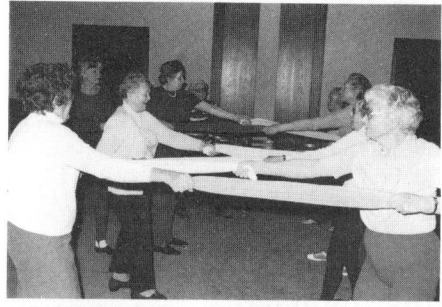

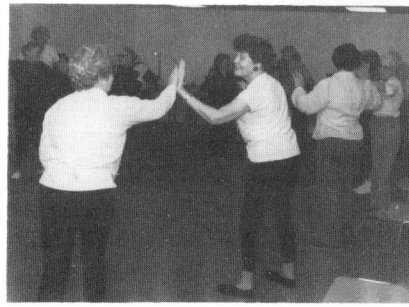 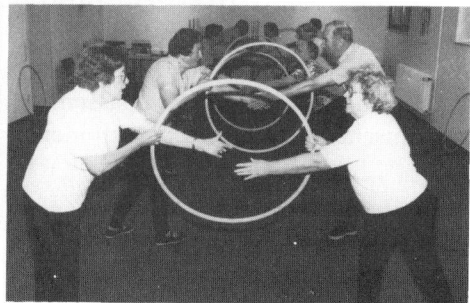

Oben links:	Die Arme der Partner kreisen umeinander (Übg. 176)
Oben rechts:	Ein Bein der Partner kreist umeinander (Übg. 177)
Mitte:	Entgegengesetztes Vor- und Zurückführen der Arme mit Drehung der Wirbelsäule
Unten links:	Paarweise in die Hände klatschen.
Unten rechts:	Abwechselnd im Reifen in die gegenseitigen Hände klatschen und Rückschwung des Armes.

185 ● Beide Rücken bewegen sich vorsichtig mit- oder gegeneinander, ohne daß der Kontakt verloren geht.

186 ● Die Arme beider Partner in Seithalte, die Hände ineinanderlegen. Vorsichtiges Kreisen der Arme, zunächst nur aus der Schulter, später auch mit Einbeziehung der Wirbelsäule.

187 ● Ohne gegenseitige Rückenberührung die Arme beider Partner in Hochhalte, die gegenseitigen Hände fassen. Vorsichtig vor- und zurückwiegen.

188 ● Rückenberührung. Abwechselnd berührt A mit der rechten Hand die linke Hand von B über den entgegengesetzten Schultern. Das gleiche Berühren der Hände unter den entgegengesetzten Achselhöhlen.

Weitere Partnerübungen siehe Abschnitt 16.4.

Lernziel bei Partnerübungen

Die Übenden lernen die Bewegungsmöglichkeiten und -grenzen der anderen kennen und sich ihnen anzupassen, um mit dem Partner zu gemeinsamen harmonischen Bewegungen zu finden.

Methodische Hinweise für Partnerübungen

● Je behinderter und unbeweglicher eine Gruppe ist, um so problematischer wird die Durchführung von Partnerübungen, da ein besonderes Einfühlungs- und Anpassungsvermögen in bzw. an die Bewegungsfähigkeit des Partners notwendig ist.
● In der Gruppe die «Partnerwahl» möglichst den Teilnehmern selbst überlassen. Auf jeden Fall sollte vermieden werden, daß zwei Personen zusammen üben müssen, die sich u. U. unsympathisch sind.
● Die Größenunterschiede zwischen den Partnern sollen nicht zu groß sein.
● Bei Partnerübungen können bei sehr ausgelassener Stimmung die Bewegungen leicht außer Kontrolle geraten und schwächere Partner dann durch zu starkes passives Bewegen durch den anderen überfordert werden.

15. Anregungen zur Abwechslung im Übungsprogramm

Jeder Übungsleiter kommt einmal an den Punkt, wo ihm nichts Neues mehr einfällt. Deshalb einige Vorschläge zur Anregung der Phantasie.

Viele bereits aufgeführte Übungen können leicht abgewandelt oder erweitert werden. Ausgegangen wird von der einfachen Ausführung bis zur schwierigeren oder von der kleineren bis zur größeren Bewegung. Es lohnt sich, jede Übung darauf zu prüfen.

15.1 Unterschiedliche Ausführung einer Übung

Viele Übungen erhalten bereits eine veränderte Wirkung, wenn die Art der Ausführung geändert wird:

Ein Arm kreist

- locker = Lockerungsübung,
- führend, d.h. straff und gebremst = Kräftigungsübung,
- mit starker Dehnung aus der Schulter heraus und beschreibt einen möglichst großen Kreis = Dehnübung.

Im Stand (mit Festhalten) eine Fußspitze vorn und hinten abwechselnd auf den Boden tippen

- locker aus der Hüfte heraus = Lockerungsübung,

- langsam ausführen, das Knie beim Vor- und Rückführen hoch anziehen = Kräftigungsübung,
- möglichst weit nach vorn und hinten = Dehnübung.

15.2 Unterschiedliche Ausgangsstellungen für eine Übung

Trichterkreisen der Arme

- in Seithalte,
- in Vorhalte,
- in Hochhalte.

Im Sitz auf der vorderen Stuhlhälfte, Füße sind gegrätscht aufgestellt. Der Oberkörper kreist,

- die Arme hängen seitlich,
- die Arme in Hochhalte,
- die Arme in Nackenhalte.

15.3 Einbeziehung größerer Körperregionen bei einer Übung

Im Stand und im Sitz, Beine leicht gegrätscht, beide Arme in Seithalte rechts. In Schulterhöhe langsam beide Arme gleichzeitig aus der Schulter heraus nach links und rechts führen

- Kopf und Schultergürtel drehen nicht mit,
- der Kopf dreht mit,
- Kopf, Schultergürtel und Wirbelsäule drehen mit,
- der Kopf dreht zur Gegenseite während Schultergürtel und Wirbelsäule nicht drehen.

Die Hände schütteln

- in beliebiger Ausgangshaltung der Arme,
- mit unterschiedlichen Armführungen.

15.4 Diagonal üben

Bewegungen, die in der Regel vor-rückwärts oder seitwärts ausgeführt werden, können auch einmal diagonal geübt werden:

Armschwung im Stand

- der rechte Arm schwingt schräg rechts vor und schräg links zurück
- der rechte Arm schwingt schräg links vor und schräg rechts zurück.

Im Sitzen und Liegen Radfahren auch schräg nach rechts und links.

15.5 Nachahmen von Bewegungen im Alltag

Winken in verschiedene Richtungen, schwimmen, paddeln, rudern, fliegen wie ein Vogel, Leierkasten drehen, mit der Sense schneiden, Fenster putzen, Kuchen rühren.

16. Handgeräte in der Altengymnastik

In der Altengymnastik kommt dem Üben mit handlichen Geräten eine besondere Bedeutung zu:

- Es macht Spaß und bringt Abwechslung in das regelmäßige Bewegungstraining.
- Hierbei wendet sich die Aufmerksamkeit vom eigenen Körper dem Gerät zu. Die Bewegungen werden dadurch häufig unbewußter, spontaner und gelöster als beim gezielten Durcharbeiten des Körpers.
- Koordination und Reaktion lassen sich beim Üben mit Gerät besonders gut trainieren.

Die Geräte sollen nicht nur zweckentsprechend, sondern möglichst auch ansprechend sein. Zusammengerollte Zeitungen, Backhölzer, Topfschrubber, Schirme u. ä. – zuweilen empfohlen – mögen zu Haus beim Üben ein Notbehelf sein, sollte man aber einer Gruppe nicht zumuten.

16.1 Eine Auswahl geeigneter Handgeräte
(siehe Bildtafel Seite 96)

Bälle   bereiten Freude, regen zur Bewegung an und wecken Kindheitserinnerungen. Die Handhabung erfordert besonderes Geschick (Koordination und Reaktion), sonst rollen sie weg.

- Schaumgummibälle in allen Größen, sie fliegen langsam und sind leicht, keine Verletzungsgefahr beim Zuspiel,

93

besonders geeignet für Behinderte und Bettlägerige. Qualität beachten, fusselnde Bälle sind unangenehm.

- Gymnastikbälle sind für bewegliche Gruppen sehr zu empfehlen, sie eignen sich auch besonders gut zum Prellen. Für Bettlägerige und Behinderte sind sie zu hart und zu schwer.
- Tennisbälle trainieren besonders die Beweglichkeit und Geschicklichkeit der Hände. Sie rollen allerdings leicht weg. Es können beim Tennisspiel ausgediente Bälle sein, die sich in der Waschmaschine waschen lassen.
- Luftballons und Freizeitwasserbälle sind beliebt wegen ihrer Buntheit und Leichtigkeit. Das langsame Fliegen kommt dem Bewegungsrhythmus alter Menschen entgegen und ihre Größe fordert zu großen Bewegungen auf. Besonders geeignet für Teilnehmer mit verminderter Sehkraft.

Säckchen	aus griffigem, gut waschbarem Stoff, bunt, ca. 18 × 22 cm groß und 200–250 g schwer. Die Füllung sollte waschbar sein und nicht stauben, z. B. Kirschkerne, Kunststoffkugeln. Sie sind vielseitig verwendbar und beliebt bei geübten Gruppen bis zu Bettlägerigen, rollen nicht fort. Für einseitiges Üben (bei Amputierten und halbseitig Gelähmten) besonders geeignet.
Tennisringe	aus Plastik (hohl) oder Schaumgummi, nicht Vollgummi, sind ähnlich wie Bälle und Säckchen verwendbar.
Frotteehandtuch	oder Tücher aus griffigem Stoff. Sie eignen sich besonders für Bewegungsschwache und -behinderte. Keine Verletzungsgefahr.
Gymnastikseile	nicht nur zum Üben einfach, zweifach und vierfach zusammengelegt geeignet, sondern auch zu Markierungen auf dem Boden bei Gehübungen. Nicht hüpfen.
Stäbe	70–100 cm lang sind in der Altengymnastik nur bedingt geeignet. Die Übungen müssen sorgfältig ausgewählt werden, besonders bei Gruppen mit Koordinationsschwäche, um beim Hantieren Verletzungsgefahr auszuschließen.
Rhythmushölzer	ca. 24–26 cm lang und 2,5 cm Durchmesser. Sie können z. B. aus Besenstielen selbst gebastelt werden. 2 Stück pro Teilnehmer. Besonders geeignet zum rhythmischen Üben, aber auch für viele andere Übungen.

Doppelklöppel	bestehen aus einem Bambusstab, an dessen Enden Moos-gummibälle befestigt sind. 2 Stück pro Teilnehmer. Besonders geeignet für abwechslungsreiches rhythmisches Üben, aber auch einzeln vielseitig verwendbar.
Miniexpander	er besteht aus einem elastischen Gummiseil, an dessen Enden Moosgummibälle befestigt sind. Wegen der verstärkten Muskelarbeit gegen einen Widerstand erfreut er sich großer Beliebtheit.
Gymnastik-reifen	aus Holz oder Plastik benötigen viel Platz. Zum Üben für bewegliche Gruppen und zum Markieren bei Gehübungen oder Prellen mit dem Gymnastikball geeignet.
Zauberschnur	muß in bezug auf Länge der Größe einer Gruppe entsprechen. Sie ermöglicht gemeinsames rhythmisches Üben gegen Widerstand. Ein brauchbares Gerät bei Kräftigungs-übungen.

16.2 Ungeeignete Handgeräte für die Altengymnastik

Gymnastik-keulen	sind gefährlich, wenn sie hinfallen oder beim Schwung entgleiten.
Medizin- und größere Vollbälle	sind zu schwer und hart.

Ungeeignet für Bettlägerige sind von den genannten Geräten:

Gymnastikbälle
Stäbe
Rhythmushölzer
Doppelklöppel
Miniexpander
Gymnastikreifen
Zauberschnur

Tafel 9

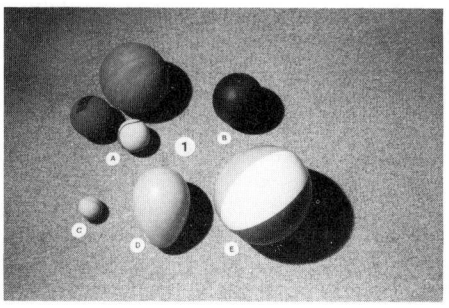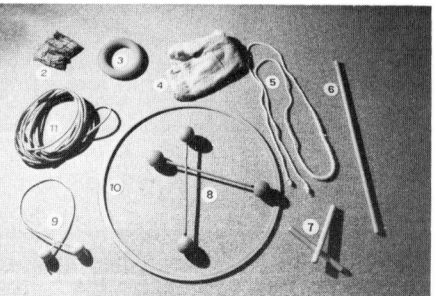

Oben links: **1A** Schaumgummibälle, **1B** Gymnastikball, **1C** Tennisball,
                1D Luftballon, **1E** Wasserball
Oben rechts: **2** Säckchen, **3** Tennisring, **4** Handtuch, **5** Gymnastikseil, **6**
                Stab, **7** Rhythmushölzer, **8** Doppelklöppel, **9** Miniexpander,
                10 Gymnastikreifen, **11** Zauberschnur

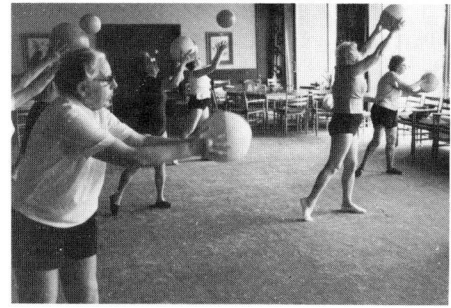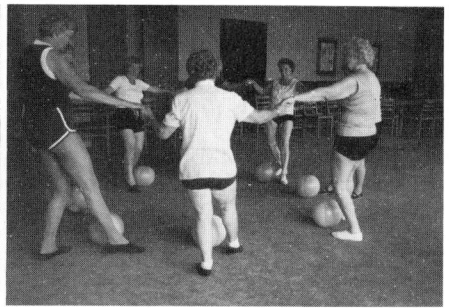

Oben links: Seitschwung mit dem Wasserball (Übg. 203)
Oben rechts: Ein Fuß umkreist den Wasserball mit gegenseitigem
                Festhalten im Kreis (Übg. 215)

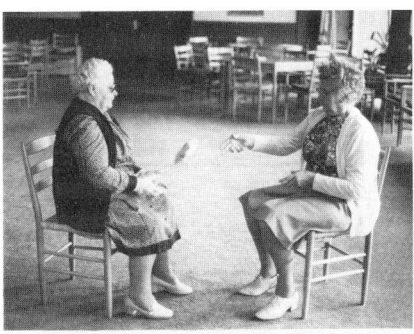 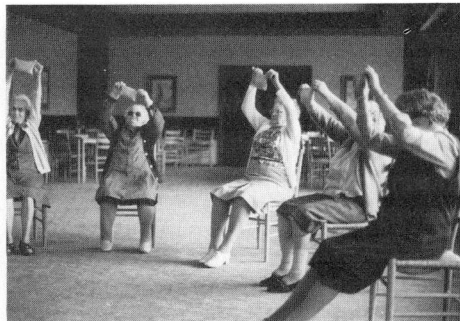

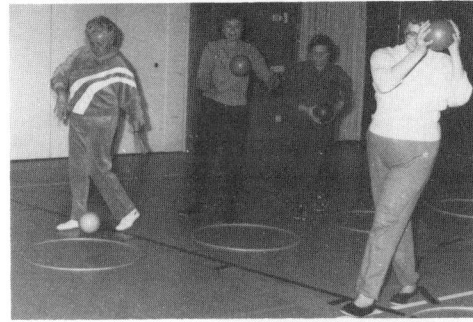 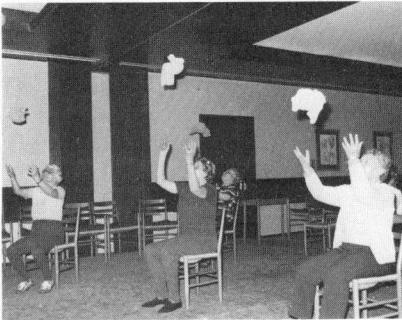

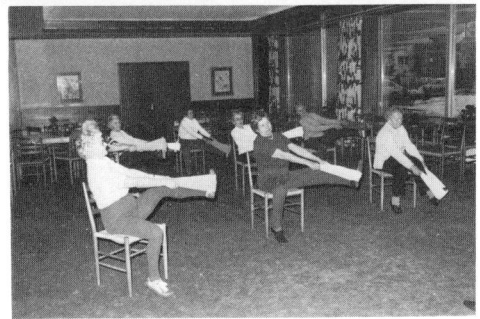

Oben links:	Zuspielen eines Säckchens (Übg. 233)
Oben rechts:	Rumpfstrecken mit einem Säckchen
Mitte links:	Beim Gehen den Gymnastikball in ausgelegte Reifen prellen.
Mitte rechts:	Hochwerfen und Fangen eines Handtuchs (Übg. 199)
Unten:	Eine Beinübung mit einem Handtuch (Übg. 278 auch mit Seil)

Tafel 11

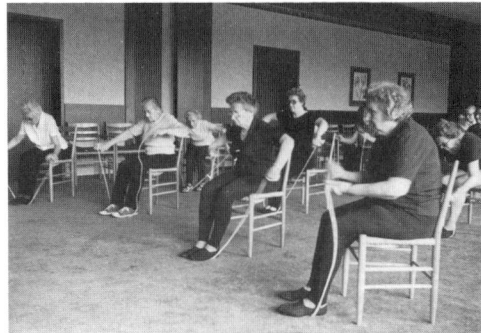 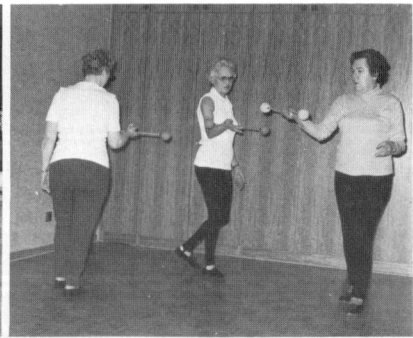

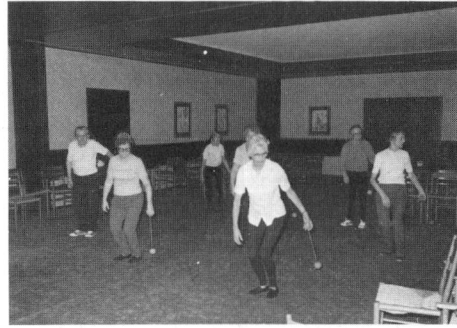 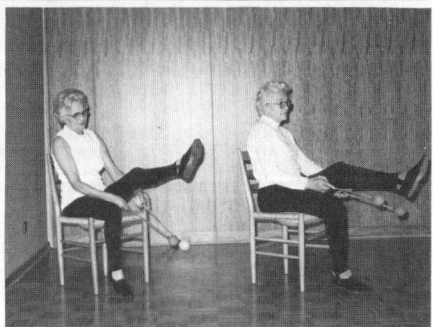

Oben links: Aufrollen des Seils mit den Händen bis zu den Füßen
                (Übg. 274)
Oben rechts: Balancieren eines Doppelklöppels (Übg. 224)
Unten links: Schwingen mit einem Doppelklöppel (Übg. 217)
Unten rechts: Zusammenschlagen zweier Doppelklöppel unter einem ange-
                hobenen Bein

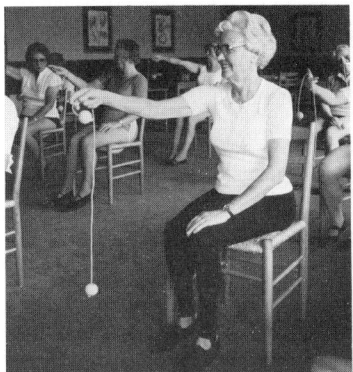 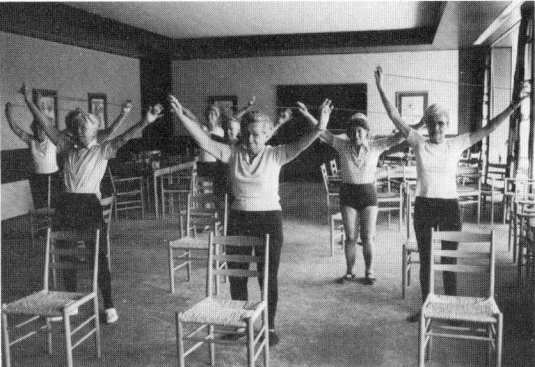

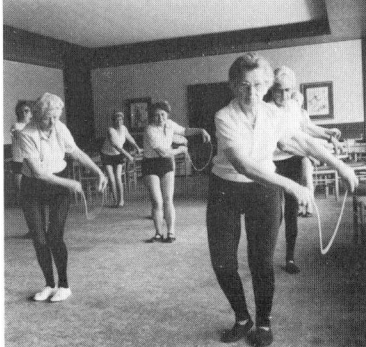 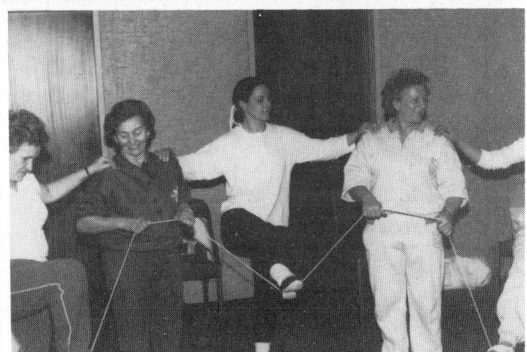

Oben links:	Weitergreifen einer Hand von einem Ball zum anderen
Oben rechts:	Dehnen des Miniexpanders in Hochhalte der Arme (Übg. 299)
Unten links:	Seitliches Rück-Vorschwingen eines Miniexpanders
Unten rechts:	Jeder Zweite im Kreis stellt einen Fuß in die Zauberschnur und alle kreisen gleichmäßig das Bein. (Übg. 354)

16.3 Übungsbeispiele gleichermaßen mit Bällen, Säckchen, Tennisring, geknotetem Handtuch und einem Doppelklöppel

Es gibt eine Reihe von Übungen, die mit verschiedenen Handgeräten ausgeführt werden können. Der Übungsleiter findet sie in diesem Abschnitt. Übungsbeispiele speziell für einzelne Geräte folgen anschließend.

↿ ⊢ ⌣ ∟	189	Durch Abtasten und Fühlen die Form, Oberfläche und das Gewicht des Gerätes «begreifen».

Das Gerät mehrmals von einer Hand in die andere geben

↿ ⊢ ⌣ ∟	190	● zunächst vor dem Körper ohne besondere Ausgangsstellung der Arme,
↿ ⊢ ⌣ ∟	191	● in verschiedenen Höhen vor dem Körper,
↿ ⊢ ⌣ ∟	192	● über dem Kopf (Kopf dabei nicht einziehen),
↿ ⊢ ⌣ ∟	193	● hinter dem Kopf (in Rückenlage den Kopf dazu kurz anheben),
↿ ⊢ ∟	194	● hinter dem Rücken,
⌣	195	● unter dem angehobenen Becken, Beine sind gebeugt und Füße aufgestellt,
⊢ ⌣ ∟	196	● unter einem oder beiden angehobenen, gebeugten Knien,
⊢	197	● unter einem oder beiden Knien, Füße bleiben aufgestellt.
⌣ ∟	198	Das Gerät mit einer Hand an beliebiger Stelle ablegen und mit der anderen Hand von dort aufnehmen,

Werfen und Fangen des Geräts in allen Variationen

⋋ ↿ ⊢ ∟	199	● hochwerfen und fangen beidhändig,
⋋ ↿ ⊢ ∟	200	● einhändig hochwerfen, beidhändig fangen,
⋋ ↿ ⊢ ∟	201	● einhändig hochwerfen, einhändig fangen,

ʔ	h	ʟ	202	● über dem Kopf nach oben stoßen und auf unterschiedliche Weise fangen (beidhändig, einhändig),
ʔ	h	ʟ	203	● vor dem Körper mit langen Armen von einer Seite zur anderen werfen,
ʔ	h	ʟ	204	● über dem Kopf von einer Seite zur anderen werfen,
	h		205	● unter einem angehobenen Bein hochwerfen und fangen, außer Doppelklöppel.

Prellen des Geräts mit einer oder beiden Händen (nur für springende Bälle, Doppelklöppel)

ʌ	ʔ	h	206	● vor dem Körper,
ʌ	ʔ	h	207	● rechts und links vom Körper,
	ʔ	h	208	● im Halbkreis vor dem Körper von einer Seite zur anderen prellen,
	ʔ	h	209	● hochprellen und allmählich immer niedriger prellen.

Das Gerät zwischen die Füße legen

h		210	● mit den Füßen hin- und herschieben,
h	⌣	211	● mit den Füßen anheben und an anderer Stelle wieder ablegen,
h	⌣	212	● mit den Füßen das Gerät greifen.

Das Gerät vor sich auf den Boden legen.

‼	h	213	● mit einem Fuß vor und hinter oder seitlich vom Gerät auf den Boden tippen,
	h	214	● mit beiden Füßen zugleich vor und hinter oder seitlich vom Gerät auf den Boden tippen,
‼	h	215	● mit einem Fuß das Gerät umkreisen,
	h	216	● einen Fuß im Halbkreis um das Gerät von hinten nach vorn und zurück führen, das gleiche gleichzeitig mit beiden Füßen.

Das Gerät mit einer Hand fassen (Handtuch in der Mitte, Seil 2fach zusammenlegen und in der Mitte fassen) und Armschwünge ausführen, auch mit Schrittverbindungen

ʃ h	217	● seitlich vom Körper rück- und vorschwingen, auch mit fließender Übergabe des Gerätes in die andere Hand und dort weiterschwingen,
ʃ h	218	● der Arm kreist seitlich vom Körper,
ʃ	219	● vor dem Körper schwingen von einer Seite zur anderen, auch mit fließender Übergabe des Geräts in die andere Hand,
ʃ	220	● der Arm kreist vor dem Körper,
ʃ h	221	● Achterkreisen.

Viele Geräte gleicher Art im Raum auf dem Boden verteilen, ungeordnet, in Kreisen oder in gleichen Abständen in einer Reihe (keine Stäbe, Rhythmushölzer und Doppelklöppel),

| λ | 222 | ● um die Geräte herumgehen, |
| λ | 223 | ● über die Geräte steigen (nur über Seile, Reifen und für Bewegliche auch über Säckchen). |

Das Gerät beim Gehen tragen bzw. balancieren

λ	224	● mit einem oder beiden Armen in Vorhalte,
λ	225	● mit einem oder beiden Armen in Hochhalte,
λ	226	● mit einem Arm in Seithalte,
λ	227	● mit beiden Händen hinter dem Rücken,
λ	228	● auf dem Kopf, dabei den Kopf auch wenden (nur mit zusammengelegtem Handtuch, Säckchen, Tennisring und Doppelklöppel).

Das Gerät beim Gehen mit beiden Händen gefaßt schwingen

λ	229	● vor dem Körper von einer Seite zur anderen,
λ	230	● rück-vor abwechselnd an der rechten und linken Körperseite,
λ	231	● über dem Kopf von einer Seite zur anderen (Vorsicht! Gleichgewicht!),
λ	232	● vor dem Körper nach vorn und an den Körper heran.

16.4 Partnerübungsbeispiele mit unterschiedlichen Geräten

Die im Abschnitt «Partnerübungen» beschriebenen Übungen mit Handfassung können auch durch beiderseitiges Fassen zweier Geräte ausgeführt werden, mit Tennisring, Handtuch, Gymnastikseil, Rhythmushölzer, nicht mit Miniexpander.

Zuwerfen eines Gerätes (Ball, Säckchen, Tennisring, geknotetes Handtuch, Doppelklöppel)

233 ● beliebig nach Wunsch der Teilnehmer,

234 ● eine Hand wirft, beide Hände fangen,

235 ● eine Hand wirft, eine Hand fängt,

236 ● von unten mit weitem Ausholen (Rückschwung),

237 ● von oben,

238 ● durch Stoßen mit beiden Händen,

239 ● das Gerät auf einen Fuß legen und dem Partner zuwerfen, der es mit beiden Händen fängt (nur mit Säckchen oder geknotetem Handtuch).

Zuprellen von Bällen und Doppelklöppeln

240 ● beliebig nach Wunsch der Teilnehmer,

241 ● mit einer Hand, beide Hände fangen,

242 ● mit beiden Händen, beide Hände fangen.

Zurollen von Bällen und Reifen

243 ● mit einer Hand,

244 ● mit beiden Händen.

245 Zuspielen durch Pritschen oder Fausten von leichten Bällen, wobei der Ball ohne oder nach Auftippen auf den Boden sofort zurückgespielt wird.

16.5 Spezielle Übungsbeispiele mit Wasserball/Luftballon, Säckchen, Handtuch, Gymnastikseil, Doppelklöppel, Miniexpander, Gymnastikstab, Rhythmushölzer, Gymnastikreifen und Zauberschnur

Wasserball/Luftballon

↑ ⊦ ⌐ ∟	246	Das Gerät mit den Fingerspitzen beider Hände halten und abwechselnd beide Zeigefinger, dann beide Mittelfinger usw. in das Gerät drücken, auch nach Aufruf durch den Übungsleiter in unregelmäßiger Reihenfolge. Die anderen Finger bleiben am Gerät.
↑ ⊦ ⌐ ∟	247	Das Gerät mit den Fingerspitzen beider Hände halten und drehen.
⊦	248	Auf der vorderen Hälfte des Stuhls sitzen und das Gerät zwischen «Hohlkreuz» und Lehne halten. Vorsichtig die Lendenwirbelsäule federnd gegen das Gerät bewegen.
⊦	249	Das Gerät hoch über einem Knie halten und fallen lassen. Mit dem Knie das Gerät hochstoßen und wieder fangen.
⋋ ↑ ⊦	250	Das Gerät mit beiden Händen fassen und vor dem Körper vor- und heranschwingen.
⋋ ↑ ⊦	251	Das Gerät mit beiden Händen fassen und seitlich vom Körper rück- und vorschwingen.
↑ ⊦	252	Das Gerät mit beiden Händen fassen und um den Kopf kreisen, ohne ihn zu berühren.
↑ ⊦	253	Das Gerät mit beiden Händen fassen und auf die rechte Schulter, linke Schulter, das rechte Knie, linke Knie tippen.

Säckchen

ı ɧ ʟ 254 Das Säckchen auf die flache Hand legen und durch leichtes Schütteln die Kirschkerne im Säckchen vor und zurückbewegen.

ı ɧ ⌒ ʟ 255 Das Säckchen mit zwei Fingern jeder Hand von Ekke zu Ecke weitergreifen.

ı ɧ ʟ 256 Das Säckchen auf die flache Hand legen und so hochwerfen, daß es sich $\frac{1}{2}$mal dreht und mit der anderen Seite auf die Hand fällt.

ı ɧ ʟ 257 Das Säckchen hochhalten, fallen lassen und mit der anderen, später auch mit derselben Hand wieder auffangen.

ɧ 258 Das Säckchen auf den Fuß legen und durch Schwung des Beines so hochwerfen, daß man es fangen kann.

ɧ 259 Das Säckchen mit den Füßen fassen und anheben, die Knie dabei auseinanderführen, bis man es mit der Hand annehmen kann.

ɧ 260 Auf der vorderen Hälfte des Stuhls sitzen und das Säckchen einmal zwischen Rücken und Lehne um den Körper herum, beim nächsten Mal hinter der Lehne in die andere Hand geben.

⅄ ı ɧ ʟ 261 Das Säckchen auf den Kopf legen. Den Kopf nach rechts und links drehen.

ı ɧ ʟ 262 Das Säckchen auf den Kopf legen. Rumpfbewegungen ausführen.

Viele Übungen können auch mit zwei Säckchen (in jeder Hand eins) ausgeführt werden, z.B. schwingen, abwechselnd oder gleichzeitig hochwerfen und fangen, fallen lassen und auffangen bevor es den Boden berührt, fallen lassen mit über Kreuz gehaltenen Händen und auffangen.

Handtuch, einige Übungen auch mit vierfach zusammengelegtem Seil

⌐ h ⌐ ∟ 263 Das Tuch kräftig mit beiden Händen zusammendrük-
ken.

⌐ h ⌐ ∟ 264 Das Tuch auswringen.

⌐ h 265 Das Tuch mit beiden Händen an 2 Ecken halten und
spannen, von beiden Seiten mit den Fingern zusam-
menraffen.

h 266 Das Tuch mit einer Hand vor sich auf den Boden legen,
mit der anderen wieder aufheben.

⌐ h 267 Das Tuch hinter dem Rücken mit einer Hand von
oben, mit der anderen von unten fassen und den
«Rücken abtrocknen», zunächst mit Rückenberührung, dann mit gespanntem Tuch ohne Rückenberührung.

Das Tuch zusammengerollt in Schulterbreite gespannt halten (diese Übungen sind auch mit Seil möglich), und die
Arme unterschiedlich führen:

⌐ h ∟ 268 ● vor dem Körper in Schulterhöhe von einer Seite
zur anderen,

⌐ h ∟ 269 ● von der Tiefhalte zur Hochhalte,

⌐ h ∟ 270 ● von der Hochhalte hinter dem Kopf zu den Schultern,

⌐ h ∟ 271 ● mit gestreckten Armen das gespannte Tuch vor
dem Körper senkrecht halten, abwechselnd den
rechten Arm oben, halbe Drehung, den linken
Arm oben,

⌐ h ∟ 272 ● in Hochhalte drehen, abwechselnd den rechten
Arm vorn, dann den linken Arm vorn,

⌐ h ∟ 273 ● in Hochhalte Rumpf seitlich neigen mit Armführung zur gleichen Seite.

ꜧ 274 Beide Füße auf die Mitte des Seils stellen, die Hände fassen die Seilenden. Das Seil ist gespannt. Mit den Händen das Seil aufrollen bis zu den Füßen und loslassen.

ꞁ ꜧ 275 Beide Seilenden mit einer Hand fassen. Der Arm ist gestreckt und so hoch gehalten (im Sitzen Seil verkürzen), daß das Seil den Boden gerade noch nicht berührt. Mit dieser Seilhaltung den Arm langsam im Halbkreis von einer Seite zur anderen führen.

ꞁ ꜧ 276 Beide Seilenden mit einer Hand fassen (im Sitzen Seil verkürzen) und so den Arm langsam über dem Kopf kreisen, daß das Seil beim Herumführen den Körper und den Stuhl nicht berührt.

ꞁ ꜧ 277 Das Seil an einem Ende fassen und die Hand so schnell hin- und herbewegen, daß es sich wie eine Schlange bewegt.

ꜧ 278 Jede Hand faßt ein Seilende (je nach Körpergröße das Seil verkürzen), einen Fuß in die Mitte des Seils stellen. Das Seil ist gespannt. Das hineingestellte Bein gestreckt hochführen oder kreisen. Die Arme unterstützen und vergrößern mit Hilfe der Seilführung die Bewegung.

ꜧ 279 Jede Hand faßt ein Seilende, einen Fuß hineinstellen und das Seil so halten, daß der Unterschenkel entspannt vor- und rückpendeln kann.

ꞁ ꜧ 280 Jede Hand faßt ein Seilende, beide Füße stehen auf der Mitte des Seils. Das Seil wird gespannt gehalten. Unterschiedliche Armführungen, z. B. aus Vorhalte in Seithalte, beide Arme in dieselbe Seithalte ohne oder mit Rumpfdrehung, Kreisen eines oder beider Arme mit Einbeziehung des Rumpfes.

ꞁ ꜧ 281 Beide Seilenden (Seil eventuell verkürzen) mit einer Hand fassen oder getrennt mit je einer Hand. Seitenschwünge vor dem Körper oder Rück-Vorschwünge seitlich vom Körper ausführen, ohne daß das Seil den Boden berührt oder umschlägt.

Ein Doppelklöppel

�?? ⌐	282	Beide Hände kneten die Bälle.
⋀ ?? ⌐	283	Einen Doppelklöppel auf dem Kopf oder auf 1–2 Fingern balancieren.

Einen Doppelklöppel an den Bällen gefaßt hochwerfen und

?? ⌐	284	● irgendwie fangen,
?? ⌐	285	● mit den Bällen fangen,
?? ⌐	286	● mit dem Stab fangen,
?? ⌐	287	● so einen Schwung geben, daß er nach einer halben Drehung an den Bällen gefangen wird.
??	288	Einen Doppelklöppel an einem Ball in Vorhalte halten. Nach Rück-Vorschwung Doppelklöppel vorn anwerfen und den Ball mit der anderen Hand fangen. Das gleiche mit halber oder ganzer Drehung des Geräts.
?? ⌐	289	Einen Doppelklöppel mit einer Hand lose hängend hochhalten, loslassen und beim Wieder-Hochspringen fangen.
?? ⌐	290	Einen Doppelklöppel an einem Ball fassen und flach auf den Boden schlagen, vorn, seitlich, mehrmals im Halbkreis.
⌐	291	Einen Doppelklöppel mit der rechten Hand an einem Ball fassen und den zweiten Ball gegen die angehobene linke Fußsohle schlagen im Wechsel mit der Gegenseite.
⌐	292	Einen Doppelklöppel quer vor dem Stuhl auf den Boden legen, die Füße auf die Bälle stellen und die Bälle vor- und zurückrollen.

Zwei Doppelklöppel

Die Übungen mit einem Doppelklöppel Nr. 289, 290, 291 können auch mit zwei Doppelklöppeln ausgeführt werden.

ʎ	ɪ	ɧ	293	Jede Hand faßt einen Doppelklöppel an einem Ball. Rhythmisches Zusammenschlagen der Klöppel auf unterschiedliche Weise, z. B. Bälle zusammen, Hölzer zusammen, abwechselnd Bälle und Hölzer zusammen in Vor-, Seit- oder Hochhalte, mit Armkreisen oder abwechselndem Schlagen auf den Boden.

ɪ ɧ 294 Beide Doppelklöppel in der Mitte fassen und waagerecht nebeneinanderhalten. In Vorhalte, Hochhalte oder hinter dem Rücken mit Rist- bzw. Kammgriff je einen Ball zusammenschlagen.

ʎ ɪ ɧ 295 Beide Doppelklöppel in der Mitte fassen und die Bälle durch Parallelhaltung der Stäbe zusammenschlagen.

ɪ 296 Alle möglichen Armschwünge ausführen, auch verbunden mit Zusammenschlagen der Klöppel, Schlagen auf den Boden, Ausfall- oder Dreierschritt.

Miniexpander

Um bei Dehnübungen durch versehentliches Loslassen eines Balles die Gefahr vor Verletzungen zu vermeiden, werden die Seilenden zwischen Zeige- und Mittelfinger gelegt und die Bälle fest von den Händen umschlossen, damit sie nicht herausschnellen können.

ɧ 297 Das Seil in der Mitte mit einer Hand fassen. Leichtes Tippen der Bälle auf den Boden von rechts nach vorn und links und wieder zurück.

ɪ ɧ 298 Die Bälle fassen, das Seil ist straff (nicht gedehnt), die Arme in Vorhalte. Einen Ball loslassen, einmal hin- und herpendeln lassen und wieder fangen.

ɪ ɧ 299 Die Bälle fassen, das Seil ist straff (nicht gedehnt). Das Seil dehnen in Vorhalte, Hochhalte, hinter dem Kopf in Schulterhöhe oder hinter dem Rücken.

ɪ ɧ 300 Die Bälle fassen, das Seil dehnen. Den gedehnten Expander von der Vorhalte über den Kopf hinter den Rücken führen und zurück.

ɪ ɧ 301 Die Bälle fassen, das Seil ist straff (nicht gedehnt), die Arme in Schräghochhalte. Einen Ball zum Knie führen, während der andere unbeweglich bleibt.

ɦ 302 Die Bälle fassen, die Oberarme an den Oberkörper halten, die Unterarme sind nach vorn angewinkelt. Einen Fuß in das Seil stellen und mehrmals hintereinander gegen das Seil nach unten treten.

ɦ 303 Die Bälle fassen, das Seil berührt bei lockerer Haltung den Boden, der Oberkörper ist leicht vorgeneigt, die Füße fest auf das Seil stellen. Abwechselnd den Oberkörper aufrichten und wieder vorneigen, wobei das Seil abwechselnd gespannt und locker wird.

Darauf achten, daß nach jeder Dehnübung eine Lockerungsübung folgt.

Gymnastikstab

ɪ 304 Den Stab vor sich aufstellen, in die Hände klatschen und den Stab schnell wieder ergreifen, bevor er zu Boden fällt. Das gleiche auch als Partnerübung: A hält den Stab und läßt ihn ohne Ankündigung plötzlich los. B muß ihn vor dem Fall ergreifen.

ʎ 305 Den Stab vor sich aufgestellt mit einer Hand halten, einmal um den Stab herumgehen, wobei dieser senkrecht gestellt bleibt.

ɪ ɦ 306 Ein Arm in Vorhalte, die Hand hält am unteren Ende den senkrechten Stab. Mehrmals die Hand kurz öffnen und wieder schließen. Dabei rutscht der Stab allmählich abwärts, bis die Hand am oberen Ende des Stabes angelangt ist.

Beide Hände, schulterbreit voneinander entfernt, halten den Stab waagerecht:

ɪ ɦ 307 ● aus der Tiefhalte den Stab am Körper entlang mit Körperstreckung zur Hochhalte führen und zurück,

ɪ ɦ 308 ● den Stab vor dem Körper oder seitlich kreisen ohne und mit Beteiligung der Wirbelsäule, vorwärts und rückwärts,

110

ⅼ ♄	309	●	aus der Hochhalte den Stab hinter den aufrecht gehaltenen Kopf führen,

⅃ ♄ 309 ● aus der Hochhalte den Stab hinter den aufrecht gehaltenen Kopf führen,

⅃ ♄ 310 ● im Grätschstand bzw. Grätschsitz aus der Hochhalte den Stab mit Beugen der Wirbelsäule nach rechts und links schwingen,

⅃ ♄ 311 ● in der Vorhalte den Stab möglichst weit nach rechts und links drehen ohne und mit Einbeziehung der Wirbelsäule,

♄ 312 ● im Grätschsitz aus der Vorhalte abwechselnd das rechte Stabende in einiger Entfernung neben den rechten Fuß aufsetzen, die linke Hand geht mit, bis der Stab senkrecht steht, das gleiche zur linken Seite,

♄ 313 ● auf der vorderen Hälfte des Stuhles sitzen, die Arme sind in Vorhalte. Ein Fuß tippt gegen den Stab.

Bei Beidhandfassung werden die Arme durch den Stab zu intensiven und gleichmäßigen Bewegungen gezwungen.

Ein Rhythmusholz

⅃ ♄ 314 Das Rhythmusholz in der Mitte mit den Fingern einer Hand fassen und fortwährend wie einen Propeller drehen.

⅃ ♄ 315 Das Rhythmusholz mit Ristgriff beider Hände fassen und schnell um die Längsachse drehen, das gleiche auch nur mit den Fingerspitzen gefaßt.

⅃ ♄ 316 Das Rhythmusholz mit Ristgriff beider Hände fest fassen und mit aller Kraft das Holz «auseinanderziehen» oder «zusammenschieben» wollen (isometrische Übung, Vorsicht Preßatmung).

⅃ ♄ 317 Das Rhythmusholz an den Enden mit dem obersten Glied beider Zeigefinger (dann beider Mittelfinger usw.) halten und verschiedene Bewegungen ausführen, z. B. vor dem Körper kreisen, nach oben, unten oder seitwärts führen.

Zwei Rhythmushölzer

ı⃨ h   318   Rhythmisches Zusammenschlagen der Hölzer vor und hinter dem Körper, vor den Knien, in Hochhalte, über einer Schulter, mit Kreisführung der Arme vor dem Körper (8 Schläge bei einem Kreis), auf den Boden und im Sitzen auch unter einem angehobenen Bein.

ı⃨ h   319   Jede Hand faßt ein Rhythmusholz in der Mitte, die Arme in Seithalte. Die Arme gestreckt zur Vorhalte zusammenführen und dabei die Enden der Hölzer gegeneinanderschlagen, wobei die Hände einmal Ristgriff- ein anderes Mal Kammgriffhaltung einnehmen. Aus der Seithalte ebenfalls über dem Kopf oder hinter dem Rücken die Hölzer zu treffen versuchen.

ı⃨ h   320   Unterschiedliche Armschwünge in Verbindung mit Zusammenschlagen der Hölzer, aus dem Stand auch mit Ausfall- oder Dreierschritt.

Im Kreis zu zweit abzählen:

ƛ   321   ● alle Teilnehmer A schlagen einen Gehrhythmus, die Teilnehmer B gehen in Schlangenlinien um die Teilnehmer A einmal um den Kreis, dann Rollenwechsel,

ƛ   322   ● alle Teilnehmer A schlagen im Gehrhythmus 8mal mit den Hölzern, dabei gehen alle Teilnehmer B 4 Schritte in den Kreis und 4 Schritte hinaus, dann Rollenwechsel,

ı⃨ h   323   ● zwei Partner nehmen gegenüber Aufstellung und schlagen abwechselnd die rechten und linken Hölzer gegeneinander.

ı⃨ h   324   Zwei Partner befinden sich in Schrittstellung oder sitzend gegenüber und halten sich an zwei Rhythmushölzern. Ohne Gewichtsverlagerung beim Stehen (sonst besteht Sturzgefahr) nur mit Einsatz der Armkraft versuchen beide, die Hölzer an sich heranzuziehen. Die Partner bemühen sich, ihre Kräfte soweit aneinander anzupassen, daß keine Bewegung entsteht (isometrische Übung, Vorsicht Preßatmung).

| | 325 | Zwei Partner befinden sich in leichter Grätschstellung gegenüber und halten sich an zwei Rhythmushölzern. Partner A versucht die ca. 20 cm voneinander entfernten Hölzer nach außen zu ziehen, Partner B hält dagegen (isometrische Übung, Vorsicht Preßatmung). |

Durch die Möglichkeit der deutlichen Rhythmusangabe eignen sich die Rhythmushölzer besonders gut für Bewegungskanons und Bewegungsspiele (siehe Abschnitt 18.4).

Gymnastikreifen

326 Mehrere Reifen im Abstand von ca. 50 cm auf den Boden legen. Kurvengehen um die Reifen, wobei der innere Arm führt.

Je 3–4 Teilnehmer gleichmäßig an einem Reifen verteilt üben im 4/4-Takt:

327 ● Den Reifen mit der rechten Hand fassen und mit gestrecktem Arm und etwas nach außen gelegtem Oberkörper herumgehen. Das gleiche mit linker Handfassung.

328 ● Den Reifen, ihm zugewandt, mit beiden Händen fassen und Nachstellschritte seitlich ausführen.

329 ● Beidhandfassung und mit den Füßen tippen, vorn, hinten oder über Kreuz.

330 ● Beidhandfassung, abwechselnd mit einem Knie von unten gegen den Reifen tippen, zwischen den Händen oder seitlich der Hände.

331 ● Beidhandfassung und gemeinsam den Reifen rechts und links herum schwingen.

332 ● Den Reifen nach rechts und links weiterreichen, dabei auch über Kreuz nachfassen.

333 ● Seitlich zum Reifen stehen, die dem Reifen zugewandte Hand hält den Reifen in Schulterhöhe. Den äußeren Arm aus der Seithalte im großen Bogen nach oben und zum Reifen führen, die Hand tippt auf den Reifen. Den Arm im großen Bogen nach oben wieder zur Seithalte führen und locker unten herum zum Reifen schwingen mit Tippen der Hand von unten gegen den Reifen.

ı 334 Dem Reifen vor sich aufgestellt einen Impuls geben, daß er sich wie ein Kreisel auf der Stelle dreht. Den Reifen ergreifen, bevor er auf den Boden fällt.

ı 335 In Gassenform paarweise ca. 4–5 m voneinander entfernt gegenüberstehen. Die Paare rollen sich gegenseitig einen Reifen zu.

ʎ 336 Einen Reifen durch die Länge des Raumes rollen lassen, nebenher gehen (nicht laufen) und den Reifen anstoßen und soweit nötig die Richtung dirigieren.

ı 337 Grätschstellung. Die Teilnehmer befinden sich im Reifen und haben ihn in Tiefhalte der Arme. Den Reifen locker nach rechts und links drehen mit Drehung der oberen Wirbelsäule, allmählich den Schwung vergrößern mit Nachgeben in den Knien.

Grätschstellung. Den Reifen ganz außen rechts und links fassen:

ı ɧ 338 ● Den vor dem Körper senkrecht gehaltenen Reifen drehen ohne und mit Beteiligung der Wirbelsäule.

ı ɧ 339 ● Den senkrecht gehaltenen Reifen nach rechts und links schwingen, dabei mit Gewichtsverlagerung mit der Wirbelsäule seitlich nachgeben.

ı ɧ 340 ● Den Reifen waagerecht vor dem Körper halten und drehen mit Nachgeben in den Knien im Stand.

ı ɧ 341 ● Den Reifen über dem Kopf waagerecht halten und drehen.

ı ɧ 342 ● Den Reifen über dem Kopf waagerecht halten, die Ellenbogen zurücknehmen und den Reifen abwärts zu den Schultern führen und zurück.

ı 343 ● Den senkrecht gehaltenen Reifen vor dem Körper hin und her schwingen oder kreisen.

ı 344 ● Den Reifen senkrecht vor dem Körper halten, ihn nach vorn abkippen, mit Wippen zweimal auf den Boden tippen und anschließend die Arme in die

Hochhalte führen, dabei ist der Körper gestreckt und der Reifen in waagerechter Haltung. – Oder den Reifen rechts seitlich vom Körper mit Wippen zweimal auf den Boden tippen, zur Hochhalte führen und an der linken Seite zweimal tippen.

Zauberschnur

Die Zauberschnur ist geschlossen. Mindestens 8 Teilnehmer verteilen sich mit gleichem Abstand und nicht zu unterschiedlicher Körpergröße an der Zauberschnur im Stirnkreis und halten sie mit beiden Händen. In der Ausgangsstellung ist die Zauberschnur immer leicht gespannt, nicht durchhängen lassen. Alle üben rhythmisch gemeinsam.

345 Die Arme in Vorhalte und beide Hände locker auf die Schnur legen, der Daumen greift von unten. Ganz leicht die Schnur federn lassen.

346 Die Schnur mit beiden Händen fassen, die Arme in Vorhalte. 4 Schritte aus dem Kreis gehen und wieder 4 Schritte hineingehen.

347 Die Schnur mit beiden Händen fassen, die Arme in Vorhalte. Schnur an die Knie tippen, dabei die Knie leicht vorbeugen und wieder hochfedern.

348 Die Schnur mit beiden Händen fassen. Die Arme in die Hochhalte führen und zweimal nach hinten federn, abwärts führen und unten nachfedern.

349 Schrittstellung. Die Schnur mit beiden Händen fassen, die Arme in Vorhalte. Die Schnur heranziehen, dabei den Oberkörper zurücklegen mit Gewichtsverlagerung auf den hinteren Fuß und wieder zurückschwingen in Vorhalte, dabei Gewichtsverlagerung nach vorn. Bei der Vorhalte muß die Schnur noch gespannt sein.

350 Schrittstellung. Die Schnur mit beiden Händen fassen. Die Schnur weit ausholend vor dem Körper kreisen.

351 Seitlich zur Schnur stehen, die Schnur mit einer Hand fassen. Im Kreis herumgehen, dabei leicht nach außen lehnen.

352 Seitlich zur Schnur stehen, Grätschstand, die Schnur mit Kammgriff der inneren Hand fassen. Den Arm von unten seitlich hoch bis über den Kopf führen mit Neigen des Oberkörpers nach außen. Oben und unten jeweils zweimal nachfedern.

353 Grätschstellung. Die Schnur mit beiden Händen fassen. Gleichmäßiges Schwingen mit Gewichtsverlagerung nach rechts und links.

354 Im Kreis zu zweien abzählen. Nr. 1 halten sich an den Schultern von Nr. 2 rechts und links fest. Nr. 2 halten das Seil etwas tief, damit Nr. 1 bequem den rechten Mittelfuß hineinstellen können. Nun richten sich Nr. 2 wieder auf, halten das Seil unbeweglich, und die Nr. 1 fahren mit dem rechten Bein Rad. (Nur für standfeste und geübte Gruppen.)

Lernziel beim Üben mit Handgeräten

Der Übende lernt, sich auf unterschiedliches Gerät einzustellen, mit ihm umzugehen und seine Bewegungen den spezifischen Eigenschaften des Gerätes anzupassen. Er spürt, daß sich seine Geschicklichkeit beim Umgang mit den Geräten verbessert, seine Bewegungen harmonischer und fließender werden.

Methodische Hinweise für Üben mit Handgeräten

- Bei jedem Üben mit Gerät den Übenden anfangs sich mit dem Gerät selbst überlassen, damit er sich auf das Gerät einstellt und seine Phantasie zu eigenen Übungen angeregt wird.
- Die Übungen zunächst so einfach wählen, daß sie gleich beherrscht werden.
- Geschicklichkeit oder Konzentration oder Reaktionsfähigkeit der Übenden ist überfordert, wenn die Geräte häufig herunterfallen. Das verbreitet Unruhe und macht mißmutig.

- Wegrollende Geräte holt in der Regel der Übungsleiter wieder, hinunterfallende Geräte nur von denen aufheben lassen, denen das keine Schwierigkeiten bereitet.
- Beim Üben mit Gerät folgt der Blick, soweit möglich, immer dem Gerät. Wer zu Schwindel neigt, behält das Gesicht nach vorn.
- Beim Hochwerfen eines Gerätes, sitzend, stehend oder gehend, werden die Arme lang und der ganze Körper streckt sich nach oben. In dieser gestreckten Haltung wird das Gerät wieder gefangen, erst dann senken sich die Arme dem Fall des Geräts entsprechend, und der Körper lockert sich wieder. So erfährt der Körper bei mehrfachem Werfen und Fangen den Wechsel von Spannung und Lockerung.
- Beim Üben mit Geräten während des Gehens (z.B. Werfen und Fangen, Prellen, Schwingen) soll der Gang nicht stocken, sondern es wird möglichst gleichmäßig vorangegangen. Das gilt auch für das Zuspielen eines Geräts bei Partnerübungen. Diese Übungen mit Gerät während des Gehens eignen sich nur für Geübte.
- Spielt der Übungsleiter sich mit einem Bettlägerigen ein Gerät zu, so wechselt der Übungsleiter häufig seinen Standort.

Hinweise zur Vorsicht beim Üben mit Handgeräten

- Bedenken, daß für das Üben mit den meisten Handgeräten viel Platz benötigt wird.
- Jede Verletzungsgefahr vermeiden. Beim Zuwerfen von Geräten an Brillen und Hörgeräte denken.
- Harte Bälle, wie Gymnastikbälle besser zuprellen als zuwerfen.
- Bälle, besonders Tennisbälle, springen leicht davon und verursachen bei schneller Reaktion unbedachte ruckartige Bewegungen und Drehungen, die gefährlich werden können, vor allem wenn die Schuhsohlen auf dem Teppichboden kleben.
- Luftballons und Wasserbälle niemals von den Übenden aufblasen lassen.
- Zur Schonung der Halswirbelsäule Luftballons nicht zu lange nach oben tippen lassen.

17. Altengymnastik mit der Turnbank

Von den Übungsgeräten, die in Sporthallen übenden Gruppen zur Verfügung stehen, ist die Turnbank sehr beliebt. Beim Üben an der Bank spielt die Belastbarkeit der Gruppe keine Rolle, so daß die Anschaffung des Gerätes für alle Alteneinrichtungen, denen ein Gymnastikraum zur Verfügung steht, zu empfehlen ist. Eine 5 m lange Bank, an der 12 Personen gleichzeitig üben können, kostet ca. 500,– DM. Die Bank ist kein Ersatz für Stühle. Ob Balancieren auf der Bank – auf jeden Fall mit Hilfestellung – den Teilnehmern gefahrlos zugemutet werden kann, muß der Übungsleiter in eigener Verantwortung entscheiden.

17.1 Übungsbeispiele an der Bank

Die Bank als Hindernis

! 355 Einzeln die Bank nacheinander übersteigen. Mit dem «gewohnten» Bein beginnen, dann mit dem «ungewohnten».

! 356 Einzeln auf die Bank steigen und rückwärts wieder absteigen, abwechselnd mit dem rechten und linken Fuß beginnen.

! 357 Einzeln auf die Bank steigen und vorwärts wieder absteigen mit Abrollen des Fußes und Nachgeben im Knie, abwechselnd mit dem rechten und linken Fuß beginnen.

Fortbewegung auf der Bank im Sitzen

358 Ein Teilnehmer setzt sich auf ein Ende der Bank so, daß sich die Länge der Bank an seiner rechten Seite befindet. Er soll sich seitwärts zum anderen Ende der Bank bewegen, wobei die rechte Hand weit nach rechts greift, beide Füße nach rechts aufsetzen und das Gesäß angehoben – nicht rutschend – ebenfalls nach rechts aufsetzt. Das gleiche in die andere Richtung ausführen. Am Ende angelangt ist zum Aufstehen häufig die Hilfe des Übungsleiters nötig.

359 Auf das Ende der Bank rittlings setzen, die Bank vor sich. Zum anderen Ende der Bank bewegen, dabei die Füße weit nach vorn aufsetzen, die Hände greifen die Bank dicht hinter dem Körper und das Gesäß wird hoch angehoben – nicht rutschend – weit vorschieben und absetzen. Und so fort. Bei Schulterbeschwerden die Übung abbrechen.

Gemeinsames Üben an der Bank

Die Teilnehmer befinden sich in zwei Gruppen (A und B) stehend bzw. auf dem Stuhl sitzend an beiden Längsseiten der Bank mit gleichmäßigem Zwischenraum voneinander. Sie sind der Bank zugewandt und haben jeder ein Gegenüber. Alle Übungen im gemeinsamen Rhythmus ausführen, bei den Beinübungen im Stehen fassen sich die Nebeneinanderstehenden an.

‼ ♭ 360 Abwechselnd rechts und links mit dem Fuß auf die Bank tippen, das Tempo steigern, nur die Ferse tippt, nur die Spitze tippt, ein Fuß tippt mehrmals hintereinander.

‼ ♭ 361 Ein Fuß tippt abwechselnd an die vordere und hintere Kante.

‼ ♭ 362 Ein Fuß tippt abwechselnd mehrmals nach außen und über Kreuz.

♭ 363 Beide Füße gleichzeitig auf die Bankkante setzen und zurück. Beim Anheben beider Beine nicht ins Hohlkreuz gehen.

| | 364 | Ausgangsstellung: der rechte Fuß ist auf dem Boden, der linke auf der Bank. Fortlaufend gleichzeitig die Fußstellung abwechseln, also gegengleich bewegen, auch mit Temposteigerung. |

364 Ausgangsstellung: der rechte Fuß ist auf dem Boden, der linke auf der Bank. Fortlaufend gleichzeitig die Fußstellung abwechseln, also gegengleich bewegen, auch mit Temposteigerung.

365 Das rechte Bein gebeugt anheben, flach über der Bank strecken und den Fuß zur Bank absenken. Das gestreckte Bein wieder anheben, beugen und zur Ausgangsstellung führen.

366 Die Teilnehmer sitzen auf der vorderen Hälfte des Stuhls. Das rechte Bein gebeugt anheben, flach über die Bank strecken, ohne abzusetzen anbeugen und unter die Bank schwebend strecken, wieder anbeugen und absetzen.

367 Beide Fußballen gegen die Bankkante stemmen. Die Zehen auf die Bank drücken und die Ferse anheben bis zur intensiven Streckung des Fußes und Anspannung der Unterschenkelmuskulatur.

368 Die Arme in Hochhalte. Auf verschiedene Weise mit den Händen auf die Bank tippen im Wechsel mit Klatschen über dem Kopf, z. B. abwechselnd die rechte und linke Hand vor dem Körper auf die Bank tippen oder seitlich, oder mit beiden Händen vor dem Körper auch über Kreuz tippen.

369 Abwechselnd beide Hände zweimal auf die Bank tippen, gut aufrichten und zweimal über dem Kopf klatschen. Gruppe A beginnt mit Tippen auf die Bank, Gruppe B mit Klatschen.

370 Die Arme in Hochhalte, den Oberkörper nach rechts (links) drehen und seitlich geneigt mit der rechten (linken) Hand auf die Bank tippen.

371 Nah an der Bank sitzen, die rechte (linke) Hand flach auf die Bank legen, nach innen rechtwinklig verdreht. Mit guter Rumpfbeteiligung die Hand wie ein Bügeleisen auf dem Bügelbrett auf der Bank weit vor- und zurückgleiten lassen.

Üben mit Gymnastikball an der Bank

| I | 372 | Die Teilnehmer stehen an einer Längsseite der Bank. Unterschiedliches Prellen des Balles auf die Bank, davor oder dahinter. |

λ   373   An der Bank entlanggehen, dabei den Ball mehrmals auf die Bank prellen und fangen, ein- und beidhändig.

λ   374   An einem Ende der Bank ihr zugewandt stehen. Im Nachstellschritt seitwärts an der Bank entlanggehen und den Ball dabei mit jedem Schritt auf die Bank prellen.

I   375   Den Ball paarweis zuprellen. Die Partner stehen sich ca. 4 – 5 m gegenüber, zwischen ihnen steht die Bank. Gegenseitiges Zuprellen, wobei der Ball einmal vor der Bank aufprellt (kräftige Bewegung), einmal dahinter (Prellen von oben) und schließlich auf die Bank prellen.

Methodische Hinweise zum Üben an der Bank

- Die Übungen 360 – 371 lassen sich sehr gut nach einer 3/4- oder 4/4-Takt-Musik ausführen.
- Bei den Übungen 360 – 371 steht bzw. sitzt der Übungsleiter zur Demonstration der Übungen am besten an der Kurzseite der Bank.

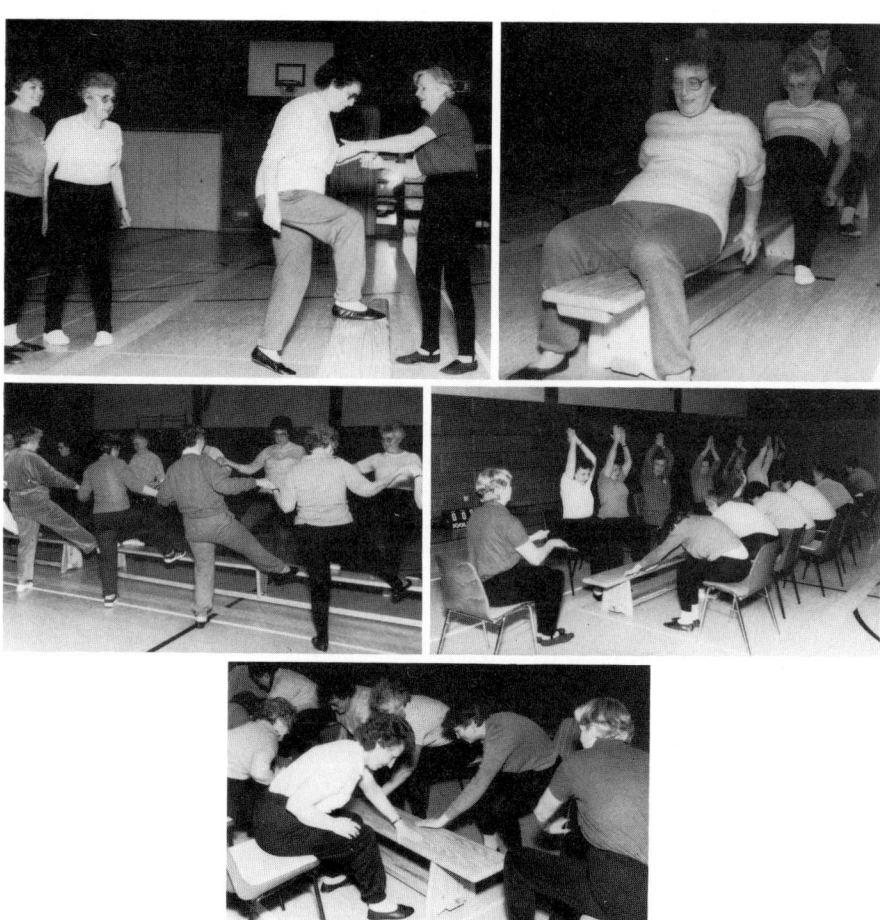

Oben links: Die Bank überqueren. (Übg. 357)
Oben rechts: Rittlings auf der Bank voranbewegen. (Übg. 359)
Mitte links: Stehend an der Bank einen Fuß abwechselnd nach außen und
                  über Kreuz auf die Bank tippen. (Übg. 362)
Mitte rechts: Gruppenweise unterschiedliches Tippen mit den Händen auf
                  die Bank im Wechsel mit Klatschen über dem Kopf. (Übg. 369)
Unten: Eine Hand wie ein Bügeleisen vor und zurück auf der Bank
                  entlanggleiten lassen. (Übg. 371)

18. Gehirntraining in der Alten-gymnastik

Wie im Abschnitt 1 erwähnt, ist Gymnastik nicht nur ein Training für den Bewegungsapparat, sondern auch für das Gehirn. Das überrascht nicht, wenn man sich der Bedeutung des Gehirns als Schaltstelle aller Bewegungen bewußt ist. Das heißt, daß die Steuerung aller Bewegungen unseres Körpers vom Gehirn ausgeht. Dies beweisen deutlich die möglichen Lähmungserscheinungen trotz gesunder Muskeln und Gelenke z. B. bei Schlaganfall. So beansprucht jede Bewegung nicht nur die dazu benötigten Körperteile, sondern aktiviert zunächst auch die dafür verantwortlichen Gehirnfunktionen.

Mit Eintritt in den «Ruhestand» werden bei den meisten Menschen die Anforderungen an Geist und Gedächtnis geringer. Hinzu kommt der normale Alterungsprozeß, dem auch das Gehirn mehr oder weniger unterliegt. Dem oft als bedrückend empfundenen allmählichen Abbau von Gehirnfunktionen, besonders spürbar beim Gedächtnis, wird durch Unterforderung Vorschub geleistet. Es ist wissenschaftlich erwiesen, daß das Gehirn genauso wie der Bewegungsapparat durch Leistungen, die ihm abverlangt werden, trainiert werden kann. Die Gymnastik bietet eine Möglichkeit dazu. Während in den Gymnastikstunden jüngerer Jahrgänge das Training des Gehirns eine weniger beachtete Begleiterscheinung ist, erlangt es in der Altengymnastik einen besonderen Stellenwert.

18.1 Durchblutung des Gehirns

Kreislaufanregende Bewegungen, besonders der oberen Körperregionen, unterstützen die cerebrale Durchblutung, wenn sie nicht durch krankhafte Vorgänge gestört ist. Sie ist die Voraussetzung für den benötigten Stoffwechsel in den Gehirnzellen, der für alle Aktivitäten des Gehirns von größter Bedeutung ist.

Die günstige Wirkung spezieller Übungen besteht in einer verbesserten lokalen Durchblutung der dafür beanspruchten Gehirnzellen. Es sind zwar nur Teile des Gehirns für die Ausführung einzelner Übungen zuständig, aber Untersuchungen ergaben, daß das Trainieren spezifischer Gehirnbereiche sich auch auf benachbarte Bereiche günstig auswirken kann.

18.2 Trainierbarkeit einiger Gehirnfunktionen in der Altengymnastik

Konzentration

Die immer wieder zu hörende Klage über die Vergeßlichkeit ist in vielen Fällen ein Mangel an Konzentration. Das Sich-Konzentrieren auf das Stundenprogramm, den Übungsleiter und auf die Gruppe ist ein gutes Training cerebraler Funktionen. Eine intensivere Konzentrationsfähigkeit wird den Teilnehmern abverlangt bei ungewohnten und schwierigen Bewegungsabläufen und Geschicklichkeitsübungen (wie auch bei Koordinationsübungen), bei Bewegungsspielen (Abschn. 20.2) und Kanons (Abschn. 19.4) sowie bei Spielen (Abschn. 21).

Zum Beispiel:

�813	376	Folgendermaßen vorwärtsgehen: 1 Schritt rechts, 1 Schritt links, rechts nachstellen, 1 Schritt links, 1 Schritt rechts, links nachstellen usw.
↿ ⊓	377	Abwechselnd die Hände zur Faust schließen und strecken. Beide Hände üben gegengleich. Dann auch die gestreckte Hand vorstrecken, während die Faust in Körpernähe verbleibt.
↿ ⊓	378	Grundstellung. Gleichzeitig den rechten Arm zur Seithalte und den linken Arm zur Vorhalte führen und zurück. Anschließend gegengleich üben.

↿ h	379

Die Arme in Hochhalte. Der rechte Arm kreist seitlich vorwärts, gleichzeitig kreist der linke Arm seitlich rückwärts. Beide Arme treffen sich in der Hochhalte.

↿ h   380   Nacheinander die Fingerspitzen von Zeige-, Mittel-, Ring- und kleinem Finger zum Daumen führen und zurück. Die rechte Hand beginnt mit dem Zeigefinger, die linke Hand gleichzeitig mit dem kleinen Finger.

Koordination

Das Zusammenspiel des Zentralnervensystems mit den Muskeln des Bewegungsapparates, hier als Koordinationsfähigkeit bezeichnet (Abschn. 1), muß von Geburt an entwickelt und erlernt werden. Sportliche Betätigung im besonderen trainiert und verbessert sie während des ganzen Lebens. Eine gute Koordination erkennt man an sicheren, harmonischen und geschickten Bewegungen. Man kann feststellen, daß in bezug auf die Koordination in den Senioren-Gymnastikgruppen besonders bei bisher Ungeübten große Fortschritte erzielt werden. Dadurch wird die Bewegungssicherheit wesentlich verbessert und damit die Unfallanfälligkeit durch Ungeschicklichkeit vermindert und sicherlich das Selbstbewußtsein gesteigert.

Jede Übung in der Gymnastik ist bereits ein Koordinationstraining, angefangen beim Gehen. Zu den Übungen, die an das Bewegungsgefühl erhöhte Anforderungen stellen, gehören:

Ungebräuchliche Bewegungen

λ   381   Vorder- und Hinterkreuzschritt im Wechsel,

↿ h   382   aus der Seithalte der Arme die Hände falten abwechselnd mit dem gewohnten Daumen oben, dann mit dem ungewohnten.

Gegenbewegungen

↿ h   383   Beide Arme in Seithalte rechts. Aus der Schulter heraus beide Arme nach links führen, zurück nach rechts, der Kopf dreht mit von rechts nach links und zurück. Nun dieselbe Armbewegung ausführen, aber der Kopf dreht jeweils in die Gegenrichtung.

ɭ	384	Grätschstand. Gewichtsverlagerung nach rechts und links im Wechsel, dabei klatschen die Hände weit rechts und links. Nun ebenfalls Gewichtsverlagerung nach rechts, dabei klatschen, aber die Hände weit links und Gewichtsverlagerung nach links, dabei klatschen die Hände weit rechts.

Geschicklichkeitsübungen

⅄ ɭ ɥ	385	Werfen, Fangen und Prellen mit dafür geeigneten Handgeräten, auch mit Partner,
ɭ ɥ	386	Zielwurfübungen, auch mit geschlossenen Augen,
⅄ ɭ ɥ	387	Balanceübungen z. B. mit einem Doppelklöppel,
ɭ ɥ	388	jede Hand hält in der Mitte senkrecht ein Rhythmusholz, ein Holz trifft aus der Hochhalte kommend das zweite Holz.
ɭ ɥ	389	Staffel. Die beiden Mannschaften stehen oder sitzen zusammen in einem Kreis. Jede Mannschaft hat ein Gymnastikseil, das sie von einem Spieler zum nächsten weiterreicht. Dabei schlingt jeder einen Knoten in das Seil. Ist das Seil beim letzten angelangt, das Seil zurückgehen lassen und jeder löst wieder einen Knoten.

Mehrfachbewegungen

⅄	390	Prellen eines Balles beim Gehen,
⅄	391	Armschwünge verbunden mit Schrittfolgen,
⅄	392	Zuspielen eines Kirschkernsäckchens mit einem Partner beim Gehen.

Gleichgewichtsübungen

Zur Koordinationsfähigkeit gehört die Fähigkeit, in allen Situationen, auch ohne die Hilfe der Augen, das Gleichgewicht zu halten. Die dafür bestimmten Übungen sind im Abschnitt 7 aufgeführt. Dazu kommen Übungen mit Gewichtsverlagerung und Haltungsveränderungen des Rumpfes im Stand wie im Gehen.

Reaktion

Ein Mensch in hohem Alter, der noch schnell und sicher reagiert, wirkt auf seine Umgebung nicht alt. Außerdem ist er weniger unfallgefährdet, weil er Gefahrensituationen schnell erfaßt und sofort entsprechend reagieren kann. Es kommt also in der Altengymnastik darauf an, das Erfassen von Signalen und überraschenden Situationen durch entsprechende Übungen zu trainieren. Hierfür ist das Üben in Gruppen besonders wertvoll und sind fast alle Spiele von Bedeutung. Auch wird beim Improvisieren nach Musik (Abschn. 20.1) ohne vorherige Ansage der Übungen die Reaktionsfähigkeit geübt. Weitere Übungsvorschläge:

�		393	Durcheinandergehen im Raum, ohne sich zu berühren,
�	h	394	beim Durcheinandergehen nach einem vorher verabredeten Signal des Übungsleiters sofort stehenbleiben, ist auch bei Gehübungen im Sitzen möglich,
ⲓ		395	zu zweit einen Luftballon zupritschen,
ⲓ		396	zu zweit ein Säckchen unberechenbar (hoch, tief, seitlich) zuspielen,
ⲓ	h	397	Teilnehmer A hält einen Doppelklöppel an beiden Bällen, Teilnehmer B hält seinen an einem Ball. A bringt sein Gerät schnell in unberechenbare Stellung (hoch, tief, waagerecht, senkrecht, schräg) und B muß schnell in jeder Stellung mit seinem Gerät den Doppelklöppel von A treffen.

Geistige Flexibilität

Der Entschluß, an einer Gruppengymnastik teilzunehmen, setzt – abgesehen von dem Wunsch nach Bewegung – auch eine gewisse geistige Beweglichkeit voraus. Nichts ist lähmender für das Gehirn als ein Leben in Abschirmung von der Umwelt und in festgefahrenen Bahnen. Das Gruppenleben zwingt in gutem Sinn zur Auseinandersetzung und Beschäftigung mit anderen Menschen.

Anpassungsvermögen an die Leistungsfähigkeit und den Bewegungsrhythmus des anderen bei Gruppen- und Partnerübungen ist außerdem gefordert. Bei Partnerübungen mit kräftemäßig und im Temperament sehr unterschiedlichen Teilnehmern wird ein hohes Einfühlungsvermögen abverlangt, soll das gemeinsame Üben nicht zur Qual werden. Flexibilität ist die Voraussetzung für ein harmonisches Miteinander zum Beispiel bei

- Gruppenübungen: Anpassung der Schrittgröße der Teilnehmer bei Gehübungen in Kreisfassung,
  Anpassung an die Reichweite bei gemeinsamen Armbewegungen mit der Zauberschnur und bei
- Partnerübungen: Beim Zuspiel mit Ball oder Säckchen das eigene Tempo
  und die Kraft des Wurfes den Fähigkeiten des anderen
  anpassen,
  bei Schwüngen in Handfassung zu einem gleichmäßigen, harmonischen Schwung kommen.

Gedächtnis

Auch das Trainieren des Gedächtnisses kann bei der Vorbereitung einer
Übungsstunde miteingeplant werden, wenn diese Fähigkeit auch keine so
große Rolle in der Gymnastik spielt. Hier einige Anregungen:

- Merken von
  Übungen und
  Namen
  Zwei bis drei Übungen werden zu Beginn der Übungs-
  stunde intensiv geprobt und am Ende der Stunde aus
  dem Gedächtnis wiederholt,
  Merken von Bewegungsverbindungen bei Bewegungs-
  spielen und Kanons,
  Zuspiel eines Balles im Kreis mit Namensnennung der
  Fangenden,
  Spiel 11, Nummernspiel mit Platzwechsel.
- Orientierungs-
  übung:
  Jeder Teilnehmer hat wahllos im Raum seinen Stuhl
  aufgestellt oder ein Säckchen hingelegt. Die Teilnehmer
  gehen einige Zeit nach Musik im Raum durcheinander
  und müssen nach Zuruf den Stuhl oder ihr Säckchen
  wiederfinden.

Methodische Hinweise für das Trainieren des Gehirns

- Positive Emotionen tragen zur Belebung aller Körperfunktionen, also auch
  der Gehirnfunktionen bei. Daher ist eine anregende, fröhliche Atmosphäre
  während des Übens Vorbedingung für ein erfolgversprechendes Gehirntraining.
- Das Trainieren bestimmter Gehirnfunktionen kann immer nur ein leichtes,
  lockeres Training bedeuten, ohne den Ehrgeiz, Höchstleistungen zu voll-
  bringen. Jede geistige Überanstrengung mindert nicht nur den Erfolg,
  sondern schadet auch.

130

- Je mehr Konzentration, Aufmerksamkeit und wiederholtes Üben die gewünschte Ausführung einer Aufgabe verlangt, umso wahrscheinlicher ist der gewünschte Trainingseffekt.

- Der Übungsleiter stellt sich auf die geistige Belastbarkeit seiner Gruppe ein und weiß, welche Übungen den erwünschten Schwierigkeitsgrad haben. Die Dosierung der geistigen Beanspruchung muß genauso sorgfältig gewählt werden wie die der körperlichen Belastung.

- Übungen, die die Gruppe im Schlaf beherrscht, beanspruchen das Gehirn wenig und folgen zur Entspannung nach geistiger Anspannung.

- Um die Aufmerksamkeit der Teilnehmer zu erhalten und ihre Flexibilität zu fordern, ist es von großer Wichtigkeit, die Übungsstunden so abwechslungsreich wie möglich zu gestalten. Eintönige Übungsprogramme schläfern ein.

- Zur Erhaltung der geistigen Fitness sind die Möglichkeiten der Gymnastik eine Hilfe. Sie allein reichen nicht aus. Aber sie regen an, sich dieses Themas anzunehmen, die persönlichen derzeitigen geistigen Aktivitäten zu überdenken und dem Gehirn neue Anreize zu ermöglichen. Für Anregungen in den Übungsstunden für Trainingsmöglichkeiten zu Hause zeigen sich viele Teilnehmer aufgeschlossen.

Tafel 14

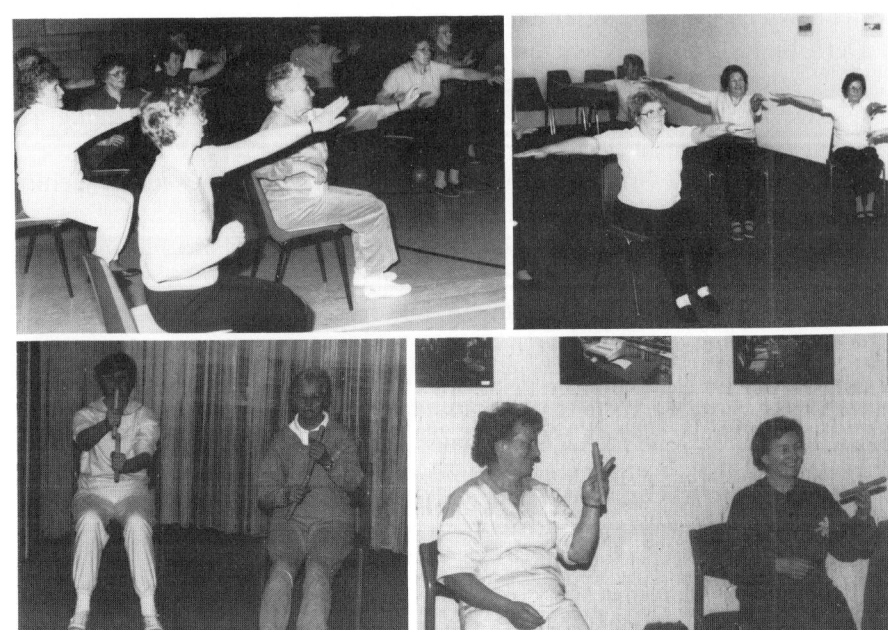

Oben links:	Bei entgegengesetzter Armbewegung eine Hand strecken, die andere schließen. Fortlaufend die Bewegungen abwechseln. (Übg. 377)
Oben rechts:	Einen Arm in Vor-, den anderen in Seithalte führen, dann gegengleich. (Übg. 378)
Unten links:	Zwei Rhythmushölzer senkrecht gegeneinanderschlagen. (Übg. 388)
Unten rechts:	Ein Rhythmusholz mit einer Hand wie einen Propeller drehen.

19. Rhythmisches Üben ohne Musik-begleitung

Der Übungsleiter läßt viele Übungen im gemeinsamen Rhythmus ausführen, wobei er mit Sprechen den Rhythmus angibt.

19.1 Übungsbeispiele

	Vorschläge für eine Rhythmusangabe
↑ h ⌣ ∟ Die Hände abwechselnd zur Faust schließen und öffnen.	und Faust und – öffnen Faust und – öffnen fest und – locker fest und – Schluß und
↑ h ⌣ ∟ 2mal den rechten Arm zur Hochhalte führen und senken, 2mal den linken Arm das gleiche, 4mal beide Arme das gleiche.	rechts hoch – sen-ken rechts hoch – sen-ken links hoch – sen-ken links hoch – sen-ken bei-de – sen-ken hoch und – sen-ken hö-her – sen-ken letz-tes – Mal –

ꞁ h ⌐ ʟ   1mal mit der rechten Hand auf die linke Schulter tippen,   und
tipp – und –

1mal mit der linken Hand auf die rechte Schulter tippen,   tipp – und –

2mal mit beiden Händen auf die entgegengesetzte Schulter tippen (nach jedem Tippen gehen die Arme in die Ausgangsstellung zurück).   bei – de –
bei – de –

ꞁ h ⌐ ʟ   1mal in die Hände klatschen (Handflächen schlagen zusammen),
2mal mit den Handrücken zusammenschlagen, die rechte Hand kommt von oben,
1mal in die Hände klatschen,
2mal mit den Handrücken zusammenschlagen, die linke Hand kommt von oben.   Übungsleiter gibt nur den Einsatz und übt mit. Die 3 Klatscher erfolgen in gleichmäßigem Abstand und ergeben bei mehrmaligem Wiederholen den Walzerrhythmus, den $^{3}/_{4}$ Takt.

Methodische Hinweise zum Üben ohne Musikbegleitung

- Beim rhythmischen Üben ohne Musikbegleitung ist eine deutliche Taktangabe durch den Übungsleiter erforderlich.
- Der Übungsleiter berücksichtigt den für die Gruppe geeigneten Rhythmus, was besonders für junge Übungsleiter schwierig ist. Die Teilnehmer, die sich durch das Tempo überfordert fühlen, bleiben weiteren Gymnastikstunden fern.
- Die häufigste Rhythmusangabe ohne Musik erfolgt durch Sprechen, Klatschen oder Tamburinschlagen. Bei Gehübungen empfiehlt sich abwechslungsreiches Klatschen oder Tamburinschlagen, während bei allen übrigen Übungen Sprechbegleitung zu bevorzugen ist, da der Übungsleiter dann unbehindert mitüben kann.
- Der Bewegungsablauf, eine noch bessere Ausführung und ggf. kleine Korrekturen können beim rhythmischen Sprechen zum Ausdruck gebracht werden.
- Möglichst nicht mit Zählen den Rhythmus angeben.

- Wichtig ist eine deutliche Ankündigung, ein «Vorkommando» für den gemeinsamen Einsatz, wie z. B. das Wort «und».

19.2 Bewegungsverbindungen

Eine Bewegungsverbindung ist ein Aneinanderreihen von verschiedenen Übungen bzw. Bewegungsabläufen, die rhythmisch übereinstimmend ausgeführt werden müssen. Viele Übungen machen mehr Spaß, wenn sie mit einer oder mehreren Übungen verbunden werden. Die Bewegungsverbindung läßt man in regelmäßiger Reihenfolge mehrmals wiederholen. Die Reihenfolge kann der Übungsleiter ansagen. Überläßt er die richtige Folge der Übungen den Teilnehmern, so ist das gleichzeitig eine gute Schulung von Konzentration und Gedächtnis. Für den Anfang ist es am einfachsten, irgendeine Übung mit einem Klatschrhythmus abwechseln zu lassen. Bei länger andauernden Bewegungsverbindungen muß unbedingt darauf geachtet werden, daß einseitige starke Belastungen vermieden werden und ein Wechsel von Spannung und Entspannung eingehalten wird.

19.3 Beispiele für Bewegungsverbindungen

Zum Aufwärmen

Vorschläge für eine
Rhythmusangabe

ı ʜ

Übg. a) 4mal in die Hände klatschen,

Übg. b) 1mal mit dem rechten Fuß auftreten,
1mal mit dem linken Fuß auftreten,
1mal mit dem rechten Fuß auftreten,
1mal mit dem linken Fuß auftreten.

Übungsleiter gibt nur den Einsatz, übt mit und steuert das Tempo.

Unterschiedliche Bewegungen
für Schultergelenke und Arme

Vorschläge für eine
Rhythmusangabe

ı ʜ   ʟ   Übg. a) 4mal beide Arme in Hochhalte führen und zurück,

und
hoch und run-ter (4mal)

135

Übg. b) 4mal Arme in Vorhal- te nach innen und au- ßen drehen,	dre-hen dre-hen (4mal) (oder: in-nen aus-sen)
Übg. c) 4mal abwechselnd rechts, dann links vom Körper in die Hände klatschen.	klatsch und klatsch und (4mal)

Auch in der Reihenfolge a c b c auszuführen

Beugen und Strecken der Wirbelsäule

Sitz auf der vorderen Hälfte
des Stuhls, Beine sind gestreckt nach vorn aufgestellt.

ħ Übg. a) Hände tippen 4mal   und
      auf die Füße oder Un- Fü-ße, Fü-ße
      terschenkel,

Übg. b) Hände klatschen 4mal klatsch und klatsch –
      in Hochhalte mit be-
      tonter Rückenstrek-
      kung,

Übg. c) Hände tippen 4mal
      auf den Oberschenkel.   O-ber-schen-kel

Auch in der Reihenfolge a c b c auszuführen

Handübungen (Kräftigung, Streckung, Lockerung)

l ħ ⌐ ι Übg. a) Hände fest zur Faust und
         schließen,   Faust und

Übg. b) Finger spreizen,   sprei-zen

Übg. c) 4mal klatschen,   klatsch klatsch klatsch
                       klatsch

Unterschiedliche Bewegungen für Hüftgelenke und Beine

                        und
!!   Übg. a) Den rechten Fuß vor tipp und tipp und (4mal)
             dem Körper 4mal
             links und rechts auf-
             tippen,

Übg. b)	Das rechte Bein 4mal kreisen (wie beim Radfahren),	lang-sam krei-sen (4mal)
Übg. c)	Das rechte Bein 4mal nach hinten absprei-zen und die Fußspitze aufsetzen und zurück.	sprei-zen ran und (4mal)

Unterschiedliche Bewegungen des Rumpfes (in ruhigem Tempo)

♮   Aufrechter Sitz nicht ange-lehnt, Arme hängen seitlich, Füße leicht gegrätscht aufge-setzt.

a) Die Arme seitlich in Hoch-halte führen, dabei die Handflächen drehen, damit sie in der Hochhalte anein-anderliegen, Handflächen wieder drehen, Arme seit-lich senken (Rumpfstrek-kung), 2mal,

     und
     lang-sam strek-ken
     ab-wärts füh-ren (2mal)

b) die Hände in Brusthöhe vor dem Körper falten. Ab-wechselnd in die Seithalte nach rechts und links schwingen, dabei jedesmal die Handflächen nach au-ßen drehen, jede Seite 4mal (Rumpfdrehung),

     rechts Schwung links
     und
     (4mal)

c) abwechselnd das rechte und linke Bein anheben, mit den Händen die Knie umfassen und mit einer Nachfederung zum Rumpf anziehen, jedes Bein 2mal (Rumpfbeugen).

     rechts hoch ab-wärts
     links hoch sen-ken
     (2mal)

19.4 Bewegungskanon

Zwei- oder mehrteilige Übungsverbindungen können in Form eines Kanons gebracht werden, wenn sie bestimmte Bedingungen erfüllen:

- Alle Übungsteile müssen gleich lang sein und im selben Rhythmus ausgeführt werden.
- Der erste Teil des Kanons muß akustisch wahrnehmbar sein, da er den Rhythmus und das Tempo angeben muß. Am besten eignet sich Klatschen.
- Die Gruppe wird entsprechend der Zahl der Übungen in 2, 3 oder 4 Untergruppen (UGrp) aufgeteilt. Zunächst üben alle gemeinsam. Dann beginnt UGrp 1 mit Übung a. Wenn UGrp 1 mit Übung b beginnt, setzt gleichzeitig UGrp 2 mit Übung a ein usw.

19.5 Beispiel eines Kanons (ruhiges Tempo)

		Vorschläge für eine Rhythmusangabe
♩	Im Sitzen	
	a) 1mal in Hüfthöhe klatschen	
	1mal in Kopfhöhe klatschen,	und
		klatsch
	1mal in Hochhalte klatschen,	klatsch
		klatsch
	die Arme wieder in Hüfthöhe führen,	und
	Das Ganze 4mal.	
	b) Achterkreisen beider Arme nach rechts und links.	rechts
	Das Ganze 4mal.	und
		links
		und
		(oder: schwingen
		schwingen)
	c) Abwechselnd das rechte und linke Bein anheben und unter dem Knie in die Hände klatschen.	hoch und hoch und
	Das Ganze 4mal.	

Methodische Hinweise zum Bewegungskanon

- Im Kanon üben erfordert ein hohes Maß an Konzentration, daher vorerst nur zweiteilige Kanons wählen.
- Die einzelnen Teile eines Kanons sollen nicht zu kurz sein, um einen zu schnellen Wechsel der Übungen zu vermeiden.
- Die einzelnen UGrp setzen oder stellen sich anfangs so, daß sie die anderen UGrp nicht im Auge haben. So werden sie nicht abgelenkt und konzentrieren sich leichter auf die Reihenfolge ihrer Übungen.
- Zunächst mit der ganzen Gruppe die einzelnen Teile gut üben, danach die ganze Bewegungsverbindung gemeinsam, erst dann in UGrp aufteilen.
- Der Übungsleiter übt nicht mit, sondern gibt den UGrp den Einsatz und sorgt für gleichmäßiges Tempo, das zu leicht davonläuft. U. U. hilft er vorübergehend der UGrp, die Schwierigkeiten hat.

20. Rhythmisches Üben mit Musikbegleitung

Dem Bewegen mit Musikbegleitung kommt in der Altengymnastik eine besondere Bedeutung zu. Der Klang fröhlicher Melodien «fährt in die Glieder», selbst bei denen, die unter erheblichen Bewegungseinschränkungen zu leiden haben. Die Atmosphäre ist gelöst, die Gesichter entspannen sich, die Bewegungen werden harmonisch und fließend.

Da auf das Mitüben des Übungsleiters und das Beobachten der Gruppe nicht verzichtet werden kann, entfällt dessen instrumentale Musikbegleitung. Es eignet sich Musik von Schallplatten, Tonbändern oder Kassetten, die sorgfältig ausgewählt werden muß. Der Geschmack der Übenden ist ausschlaggebend. Beliebt sind Volksweisen, Operettenmusik, altbekannte Schlager, Tanzmusik, aber auch neue melodische Unterhaltungsmusik. Kinderlieder sollte der Übungsleiter nicht vorschlagen, es sei denn, sie werden spontan von der Gruppe angestimmt.

Die ausgewählte Musik soll einen deutlichen Rhythmus ohne Schwankungen im Tempo haben. Jeder, der nach Musik üben läßt, sollte nicht nur den Rhythmus aufnehmen, sondern auch gut auf die einzelnen Abschnitte der Musik hören, die sich abwechseln oder wiederholen. Ein erfahrener Übungsleiter wechselt die Übungen bei Beginn eines neuen Melodienabschnittes. Musik und Bewegung müssen stets in Einklang gebracht werden. Dies gilt ebenso für das Improvisieren der Reihenfolge von Übungen wie für Bewegungsspiele, deren Übungen und die Zahl der Wiederholungen vorher festgelegt werden.

Es sollte jedoch nicht während der ganzen Übungsstunde Musik ertönen. Abgesehen davon, daß bei alten Menschen das Verstehen des Übungsleiters

141

bei Hintergrundmusik erschwert ist, sind das Erlernen neuer Übungen, konzentriertes Arbeiten an sich selbst und Bewegen im eigenen Rhythmus bei fortlaufender Musikberieselung nicht durchführbar. Außerdem ist bekannt, daß Musik zuweilen auch als störend empfunden werden kann.

Singen der Teilnehmer macht Freude und ist gut für die Atmung, jedoch muß bedacht werden, daß Singen beim Üben eine zusätzliche Belastung für den Kreislauf ist. Es sollte daher nicht als Musikbegleitung zum Üben eingeplant werden. Wird aber ein Lied spontan von der Gruppe angestimmt oder zur Musik mitgesungen, ist es immer ein Zeichen der fröhlichen Stimmung, die der Übungsleiter allzugern unterstützt.

20.1 Improvisieren nach Musik

Sehr beliebt ist das Üben aus dem Stegreif nach irgendeiner zur Bewegung anregenden Musik ohne vorher festgelegte Reihenfolge, das sogenannte Improvisieren. Hierbei werden nur Bewegungen ausgeführt, deren Abläufe bereits bekannt sind.

Da sich zum Üben aus dem Stegreif auch Musik ohne regelmäßigen Aufbau eignet, ist die Auswahl der in Frage kommenden Musikstücke groß. Sie müssen nur rhythmisch sein, ob langsam, schnell, getragen oder fröhlich spielt keine Rolle.

Es bleibt dem Übungsleiter überlassen, ob er während des Improvisierens nach und nach alle Muskeln und Gelenke durchbewegt, oder ob er einzelne Körperregionen besonders berücksichtigt. So eignet sich ein langsamer Walzer für Armbewegungen, bei denen gezielt die Wirbelsäule mitbeteiligt wird, während man nach einem flotten Marsch oder Foxtrott eine Beingymnastik am Stuhl stehend unter Berücksichtigung aller Bewegungsmöglichkeiten der Beine bringen kann.

Improvisieren nach Musik eignet sich zu jeder Zeit während einer Übungsstunde, zur Erwärmung, als Entspannung nach konzentriertem Üben oder auch als Ausklang. Die Teilnehmer konzentrieren sich dabei völlig auf den Übungsleiter und es ist erstaunlich, wie schnell sie dem Wechsel der Übungen folgen.

Methodische Hinweise zum Improvisieren nach Musik

- Es empfiehlt sich, ca. 3–5 Minuten hintereinander, bei sehr ruhiger Musik bis zu 7 Minuten zu üben.
- Die Teilnehmer anregen, sich nach eigenen Vorstellungen zu bewegen, was allerdings nur in seltenen Fällen wahrgenommen wird.
- Mit sehr behinderten Gruppen wird der Übungsleiter die Bewegungen halb so schnell ausführen lassen, wie bei gleicher Musik mit gut beweglichen.
- Darauf achten, daß nicht zu lange ein und dieselbe Körperregion bewegt wird.
- Wegen möglicher Umstellungsschwierigkeiten der Teilnehmer den Übungswechsel nicht zu schnell vornehmen.
- Vor Beginn eines neuen Melodienabschnittes weist der Übungsleiter auf einen Übungswechsel hin, erwähnt ggf. schon die neue Ausgangsstellung während immer weiter geübt wird. Mit dem neuen Melodienabschnitt wird dann die nächste Übung von der Gruppe übernommen.
- Beim Improvisieren ist das Üben mit dem Gerät erschwert, da der Übende gleichzeitig auf sein Gerät und auf den Übungsleiter achten muß.

20.2 Bewegungsspiele

Wer mit rhythmischer Gymnastik schon gut vertraut ist, hat Freude an Bewegungsspielen. Sie sind oftmals der Höhepunkt einer gelungenen Gymnastikstunde. Stimmen Bewegung und Musik in Tempo und Rhythmus überein und entsprechen sie dem Leistungsstand der Gruppe, so ergibt das Bewegungsspiel auch bei älteren Menschen ein Bild von Harmonie, Beschwingtheit und Fröhlichkeit.

Zur Zusammenstellung eines Bewegungsspiels benötigt man eine passende Musik, Rhythmusgefühl und viel Phantasie. In der Regel bestehen Bewegungsspiele hauptsächlich aus Schrittfolgen. In der Altengymnastik können sie aber durch unzählige Übungen im Stehen oder Sitzen ersetzt werden, wodurch sogar behinderte Sitzgruppen an dieser Bewegungsform teilhaben können.

Ein Bewegungsspiel setzt sich aus mehreren Übungen bzw. Schritten zusammen, die der Übungsleiter aussucht und deren Zahl der Wiederholungen und Reihenfolge er festlegt. Er paßt dabei die Bewegungsabschnitte ganz dem Aufbau der Musik an.

Musik, die speziell für diese Bewegungsform komponiert wurde, ist ideal für Bewegungsspiele, steht aber nicht ausreichend zur Verfügung. Es eignen sich aber auch Volksweisen, Tanz- und Seniorentanzmusik mit klarem Aufbau und Takt.

Bei der Zusammenstellung eines Bewegungsspiels muß die Melodie genau untersucht werden auf
Rhythmus,
Aufbau hinsichtlich der Melodienabschnitte,
Zahl der Takte eines Melodienabschnittes.

Übungsleiter, die in irgendeiner Form Musik ausüben, haben keine Schwierigkeiten, den Rhythmus und Aufbau einer Musik zu erkennen. Schwieriger ist es für Übungsleiter, die mit der Musik nicht so vertraut sind. Aber das ist Übungssache und nicht allzu schwer zu erlernen.

Man beginnt zum Eingewöhnen mit einfachsten kurzen Volksweisen oder Seniorentanzmusik. Letztere hat in ihrem Aufbau keine Unregelmäßigkeiten und ist in dieser Beziehung problemlos für ein Bewegungsspiel zu übernehmen.

20.3 Einfache Hilfen zur Untersuchung einer Melodie

Rhythmus

Da in der Regel der erste Ton eines Taktes betont wird, kann man beim Vorspielen der Musik schnell ausprobieren, ob mit einem Takt 3 Schritte gegangen werden können oder 4, d.h., ob es sich um einen $\frac{3}{4}$ Takt oder $\frac{4}{4}$ Takt handelt.

Aufbau hinsichtlich der Melodienabschnitte

Durch mehrmaliges Vorspielen wird man die unterschiedlichen Melodienabschnitte heraushören und bald feststellen, daß auch die einfachen Lieder unterschiedlich aufgebaut sind.

Einige Beispiele	Melodienab- schnitte
Es tönen die Lieder, der Frühling kehrt wieder.	A
Es flötet der Hirte auf seiner Schalmei.	B
Tra la la la la la la la, tra la la la la la la la.	C
Alle Vögel sind schon da, alle Vögel alle,	A
Amsel, Drossel, Fink und Star und die ganze Vogelschar,	B
Frühling will nun einmarschiern, kommt mit Sang und Schalle.	A
Lustig ist das Zigeunerleben, varia, varia o.	A
Brauchen dem Kaiser kein Zins zu geben, varia varia o.	A
Lustig ist es im grünen Wald, wo Zigeuners Aufenthalt,	B
Varia, varia, varia, varia varia, varia o.	C

Zahl der Takte eines Melodienabschnittes

Sind die Melodienabschnitte erkannt, so interessiert für die Zusammenstellung eines Bewegungsspiels noch die Zahl der Takte, aus denen sich ein Abschnitt zusammensetzt. Durch Zählen der jeweils betonten ersten Töne der Takte ist die Taktzahl schnell ermittelt. Unabhängig davon, ob es sich bei der Melodie um einen $\frac{3}{4}$- oder $\frac{4}{4}$-Takt handelt, wird sich bei den in Frage kommenden einfachen Musikstücken ein Melodienabschnitt aus 4 oder 8 Takten zusammensetzen. Eine ganze Melodie der geeigneten Musik besteht gewöhnlich aus 8, 12, 16 oder 32 Takten.

Es kommt aber zuweilen vor, auch bei Volksweisen, daß Zwischentakte in einer Melodie zu Unregelmäßigkeiten im Aufbau führen. Diese Melodien sind für Bewegungsspiele ungeeignet.

Ein Beispiel:

A	Takt 1	Takt 2	Takt 3	Takt 4	Takt 5
	Fuchs, Du hast die	*Gans* gestohlen,	*gib* sie wieder	*her*,	*gib* sie wieder

Takt 6
her,

B	Takt 1	Takt 2	Takt 3	Takt 4

sonst wird Dich der *Jäger* holen *mit* dem Schießge *wehr,*

B	Takt 1	Takt 2	Takt 3	Takt 4

sonst wird Dich der *Jäger* holen *mit* dem Schießge *wehr.*

Der 5. und 6. Takt im Abschnitt A ergeben die Unregelmäßigkeit.*

Praktische Anwendung

Es empfiehlt sich, von jedem Musikstück, das für Bewegungsspiele geeignet ist, die ermittelten Angaben über Rhythmus, Aufbau und Taktzahl aufzuschreiben und aufzubewahren, um sie bei späterer Wiederverwendung der Musik sofort zur Verfügung zu haben.

Bei dem erwähnten Lied «Es tönen die Lieder . . .» sähe das so aus:
$^3/_4$-Takt
Melodienabschnitte A B C mit jeweils 4 Takten

oder bei dem erwähnten Lied «Alle Vögel sind schon da . . .»
$^4/_4$ Takt
Melodienabschnitte A B A mit jeweils 4 Takten.

Sind von einer Musik Rhythmus, Aufbau und Taktzahl bekannt, so kann die Übungsfolge überlegt werden.

Am einfachsten ist es bei dem Liedbeispiel «Es tönen die Lieder».
Beim Melodienabschnitt A wird die Übung A,
beim Melodienabschnitt B wird die Übung B,
beim Melodienabschnitt C wird die Übung C ausgeführt.

Besteht die Musik aus mehreren Strophen, so wird immer in gleichmäßiger Folge der Melodienabschnitte A B C geübt.

Anders ist es beim Lied «Alle Vögel . . .».
Wird es z. B. dreistrophig gespielt, so wäre die Reihenfolge der Melodienabschnitte A B A/A B A/A B A.

Um nicht eine zu häufige Wiederholung von A-Übungen zu haben, bringt man die beiden A-Übungen abgewandelt. Das könnte so aussehen:
A = die Gruppe geht angefaßt im großen Kreis (Gehen)
B = irgendeine Klatschfolge von jedem einzelnen ausge- (Klatschen)
führt

---

* Das bekannte Kinderlied wurde nur wegen der deutlichen Unregelmäßigkeit seiner Melodienabschnitte als Beispiel gewählt.

A = die Teilnehmer gehen paarweise eingehakt auf der (Gehen)
Kreislinie umeinander.

Wichtig ist, daß Melodienabschnitt und Bewegungsabschnitt genau übereinstimmen, d.h. daß mit Beginn eines jeden Melodienabschnitts die dazugehörige Übung beginnt und beide gemeinsam enden.

Noch eine praktische Hilfe:
Von der Art der Bewegung hängt es ab, wieviel Takte für sie gebraucht werden. Z.B.

ein $\frac{3}{4}$-Takt = 3 Schritte
ein $\frac{4}{4}$-Takt = 4 Schritte
für einen Rück-Vorschwung von Arm oder Bein werden zwei $\frac{3}{4}$ Takte, aber nur ein $\frac{4}{4}$-Takt benötigt.

Anfangs benötigt der Übungsleiter für das Überlegen eines Bewegungsspiels noch viel Zeit. Daher sollte er mit einfachster Musik und einfachen Übungen beginnen. Auch die Gruppe darf nicht gleich vor zu schwierige Aufgaben gestellt werden. Mit der Zeit gelingt das Erfinden immer neuer abwechslungsreicher Bewegungsspiele ohne große Schwierigkeiten und macht jedes Mal von neuem Freude.

20.4 Beispiele von Bewegungsspielen ohne und mit Gerät

Bevor Bewegungsspiele mit der Gruppe nach Musik ausgeführt werden, werden die darin enthaltenen Übungen und Schritte ohne Musik geprobt.

Die folgenden Beispiele von Bewegungsspielen können in vielen Formen abgewandelt werden und sollen nur eine erste Anregung sein.

Bewegungsspiel ohne Gerät im Sitzen

Rhythmus: $\frac{3}{4}$- oder $\frac{4}{4}$-Takt, je nach der für die Gruppe gewünschten Geschwindigkeit.

Mehrstrophige Melodie mit den Abschnitten A und B mit jeweils sechzehn $\frac{3}{4}$-Takten oder acht $\frac{4}{4}$-Takten.

Aufstellung: beliebig.

Die den Abschnitten A und B zugeordneten Zahlen 1, 2, 3 und 4 geben die Zugehörigkeit zur 1., 2., 3. und 4. Strophe an.

A 1   4mal abwechselnd den rechten und linken Fuß seitwärts außen auftippen und heran,

B 1   4mal beschreibt die rechte Hand einen Kreis um den Kopf von vorn kommend nach hinten und tippt anschließend kurz an die rechte Seite des Sitzes,
4mal die linke Hand das gleiche.

A 2   4mal abwechselnd den rechten und linken Fuß vorn auftippen und heran,

B 2   4mal ein Kreisschwung des rechten Armes seitlich von unten über hinten nach oben und vorn und anschließend kurz mit der rechten Hand auf das rechte Knie tippen,
4mal mit dem linken Arm das gleiche.

Die Abschnitte A 1 und B 1 oder A 2 und B 2 können bei wenig geübten Gruppen allein schon ein Bewegungsspiel darstellen. Geübte Gruppen führen die Übungen der Strophen 1 und 2 nacheinander aus.

Das Bewegungsspiel kann noch erweitert werden, wenn mit der 3. und 4. Strophe neue Übungen folgen.

A 3   8mal beide Füße gleichzeitig entgegengesetzt seitwärts tippen und zusammen,

B 3   8mal beide Hände gemeinsam die Bewegung von B 1 ausführen.

A 4   8mal beide Füße gleichzeitig vorn tippen und zurück,

B 4   8mal beide Arme gemeinsam den Schwung von B 2 ausführen.

Bewegungsspiel ohne Gerät im Gehen und Stehen

Rhythmus: $\frac{4}{4}$ Takt.

Mehrstrophige Melodie mit den Abschnitten A B C mit jeweils 4 Takten.

Aufstellung: Stirnkreis, Abschnitt A und B Handfassung.

A   4 Nachstellschritte nach rechts,
4 Nachstellschritte nach links.

B   Das rechte Bein beschreibt einen Kreis rechts seitlich, wobei der Fuß auf der gedachten Kreislinie 8mal auftippt,
das gleiche mit dem linken Fuß.

C   Beide Arme von der Seithalte zur Vorhalte führen, dabei die Arme im

Schultergelenk 4mal nach innen und außen drehen,
das gleiche zurück von der Vorhalte in die Seithalte.

Durch Abänderung von Abschnitt A kann dieses Bewegungsspiel auch im Sitzen ausgeführt werden.

Bewegungsspiel im Stehen am Stuhl

Rhythmus: $\frac{4}{4}$ Takt.

Mehrstrophige Melodie mit den Abschnitten A B C mit jeweils 4 Takten.

Aufstellung: Stand hinter dem Stuhl im Kreis oder im Block.

A	4mal	Mit der rechten Hand auf die rechte Lehnenecke klopfen, in beide Hände klatschen, mit der linken Hand auf die linke Lehnenecke klopfen, in beide Hände klatschen.
B	4mal	Beide Hände fassen die Lehne. Mit dem rechten Knie an die rechte Lehnenseite tippen, Bein absetzen, mit dem linken Knie an die linke Lehnenseite tippen, Bein absetzen.
C	2mal	Beide Hände fassen die Lehne. Mit dem rechten Fuß neben dem rechten Stuhlbein tippen und zurück, mit dem linken Fuß neben dem linken Stuhlbein tippen und zurück, 3mal in die Hände klatschen, bei 4 = Pause.

Eine Abänderung des Bewegungsspiels:

A   Wie A oben, aber über Kreuz mit den Händen klopfen,

B   Wie B oben, aber über Kreuz mit dem Knie tippen,

C   Wie oben.

Bewegungsspiel mit einem Wasserball/Luftballon im Sitzen oder Stehen

Rhythmus: langsamer $\frac{3}{4}$-Takt (The poet and I, Frank Mills, Polydor).

Mehrstrophige Melodie mit den Abschnitten A B C mit jeweils 16 Takten.

Aufstellung: beliebig.

A   4mal den Ball mit beiden Händen hochwerfen und fangen,
    2mal den Ball mit beiden Händen abwechselnd nach rechts und links
    hochwerfen und fangen.

B   4mal den Ball auf die rechte Schulter, linke Schulter, rechte Hüfte und
    linke Hüfte tippen.

C   4mal den Ball vor dem Körper vor- und heranschwingen,
    2mal den Ball abwechselnd nach rechts und links seitlich und heran-
    schwingen.

Dieses Bewegungsspiel eignet sich für behinderte Gruppen im Sitzen. Sollten einzelne Teilnehmer z. B. wegen einseitiger Lähmung den Ball nicht halten können, so üben sie das gleiche einseitig mit einem Säckchen.

Bewegungsspiel mit 2 Säckchen im Stehen und Gehen

Sambarhythmus (Samba-Mixer)

Aufbau der Melodie mit den Abschnitten A B C mit jeweils 8 Takten.

Aufstellung: Blockaufstellung.

A

2mal   Die Arme in Seithalte, auf jeder Hand liegt ein Säckchen.
       Die Arme in 4 Zeiten in die Vorhalte führen, dabei 4mal die
       Säckchen kurz anwerfen. Ein Rück-Vorschwung seitlich beider
       Arme wieder zur Vorhalte.
       Die Arme in 4 Zeiten von der Vorhalte wieder in die Seithalte
       führen, dabei 4mal die Säckchen kurz anwerfen. Ein Arm-
       schwung über Kreuz vor dem Körper wieder zur Seithalte.

B

4mal   Mit angebeugten Armen die Säckchen festhalten, die Handrük-
       ken zeigen nach oben, leichte Grätschstellung. Das rechte
       Säckchen nach rechts außen werfen und mit Streckung des
       Körpers und rechten Arms zur Seite sofort wieder greifen, das
       gleiche links.

4mal   Genauso das Säckchen mit der rechten Hand weit nach vorn
       werfen, mit Streckung des Körpers und rechten Arms und so-
       fort wieder greifen, das gleiche links.

C   Die Arme in Vorhalte, die Säckchen liegen auf der Handfläche.
8 Schritte vorwärtsgehen und mit jedem Schritt die Säckchen
anwerfen. (Oder vier verhaltene Schritte vorwärts gehen und
2mal   die Säckchen nur 4mal anwerfen.) 8 Schritte rückwärts gehen,
dabei die Arme aus der Vorhalte zur Seithalte führen und die
Säckchen mit jedem Schritt anwerfen.

Bewegungsspiel mit einem Gymnastikball im Stehen ohne oder mit Schritten

Rhythmus: $^4/_4$-Takt (ruhiges Tempo).

Melodie mit den Abschnitten A A B B B A mit jeweils 8 Takten.

Musik: Hinrich Medau, Bewegungsmusik für moderne Gymnastik, «Ballgymnastik», Kögler Verlag EP 60 131.

Aufstellung: beliebig.

A   8mal den Ball mit beiden Händen hochwerfen, fangen, nachfedern.

A   8mal den Ball mit beiden Händen prellen, fangen, nachfedern.

B   Grätschstellung. Der Ball liegt auf der rechten Hand, die Arme in Seithalte. Den Ball 4mal von rechts nach links und zurück werfen, nach jedem Fangen nachfedern. Gewicht entsprechend dem Flug des Balles verlagern.

B   Grätschstellung. Den Ball 4mal von rechts nach links und zurück über dem Kopf in die andere Hand werfen (oder übergeben), nach jedem Fangen nachfedern. Das Gewicht entsprechend verlagern.

B   Grätschstellung. Den Ball 4mal von rechts nach links und zurück prellen, nach jedem Fangen nachfedern. Das Gewicht entsprechend verlagern.

A   4mal den Ball abwechselnd hochwerfen, fangen, nachfedern, prellen, fangen, nachfedern.

Bewegliche und fortgeschrittene Gruppen können diese Übungen auch mit Schritten ausführen, z. B. mit Nachstell- oder Dreierschritt.

Bewegungsspiel mit einem Gymnastikseil (vierfach zusammenge-
legt) oder mit einem Tuch (der Länge nach zusammengerollt) im
Stehen

Rhythmus: $^3/_4$-Takt.

Vierstrophige Melodie mit den Abschnitten A und B mit jeweils 16 Takten.

Aufstellung: Stirnkreis. Jeder Teilnehmer faßt das eigene Seil mit der rechten Hand und mit der linken Hand das Seil des linken Nachbarn.

Die den Abschnitten A und B zugeordneten Zahlen 1, 2, 3 und 4 geben die
Zugehörigkeit zur 1., 2., 3. und 4. Strophe an.

A 1   Grätschstellung, die Arme in Seithalte, die Seile sind gespannt. 8mal
wiegt der Körper nach rechts und links.

B 1   Grätschstellung. Das zusammengelegte eigene Seil an beiden Händen
fassen und in waagerechter Haltung und gespannt 4mal vor dem Körper große Kreise beschreiben von unten nach rechts, das gleiche 3mal
links herum. Statt des 4. Kreises zur Fassung im Stirnkreis kommen
wie A 1.

A 2   Schrittstellung. 8mal wiegt der ganze Kreis nach vorn und zurück, die
Arme schwingen mit den Seilen vor und zurück.

B 2   Das eigene Seil an beiden Enden fassen, die Arme sind in Hochhalte,
das Seil ist gespannt. Das Seil 4mal bei aufrechter Haltung hinter dem
Kopf in Schulterhöhe führen, nachfedern und wieder zurück in die
Hochhalte.

A 3   Grätschstellung. 8mal nach rechts und links wiegen, das eigene Seil ist
an beiden Enden gefaßt und die Arme schwingen mit nach rechts und
links.

B 3   Das senkrecht gespannte eigene Seil mit gestreckten Armen in Vorhalte 4mal hin- und herdrehen, so daß einmal die rechte Hand oben ist
und die linke unten und umgekehrt.

A 4   Schrittstellung. 8mal vor- und zurückwiegen mit Vor- und Rückschwung des eigenen gespannt gehaltenen Seils vor dem Körper.

B 4   Grätschstellung. Das gespannte eigene Seil 2mal seitlich an die rechte
Hüfte tippen, die Arme schwingen über den Kopf zur linken Hüfte,
dort 2mal tippen und zurück über den Kopf. Zu jeder Seite abwechselnd 4mal drehen.

Bewegungsspiel mit zwei Rhythmushölzern im Stehen und Gehen – Partnerübung

Rhythmus: $\frac{4}{4}$-Takt.

Vierstrophige Melodie mit den Abschnitten A und B mit jeweils 16 Takten.

Aufstellung: Paarweise gegenüber mit ca. 4 m Abstand, so daß die Paare eine Gasse bilden mit den beiden sich gegenüberstehenden Linien X und Y.

Die den Abschnitten A und B zugeordneten Zahlen 1, 2, 3 und 4 geben die Zugehörigkeit zur 1., 2., 3. und 4. Strophe an.

A 1	X	4mal	Die Hölzer 3mal zusammenschlagen, statt des 4. Schlages Pause (Schlag Schlag Schlag und). Das Schlagen erfolgt vor dem Körper unten – Mitte – oben – Pause. Während der Pause werden die Arme wieder nach unten geführt.
	Y	4mal	das gleiche, jetzt pausiert X.
	X und Y	8mal	das gleiche.
B 1	X und Y	2mal	Beide Linien gehen 8 Schritte aufeinander zu, mit oder ohne Zusammenschlagen der Hölzer, die Partner schlagen 2mal abwechselnd ihre rechten und linken Hölzer zusammen (Schlag und Schlag und Schlag und Schlag und), beide Linien gehen wieder 8 Schritte rückwärts auseinander, 4mal die Hölzer zusammenschlagen (Schlag und Schlag und Schlag und Schlag und).
A 2	X	2mal	Beide Arme in Vorhalte, rechter Arm führt einen Kreisschwung seitlich über unten, hinten oben aus und schlägt auf das linke vorgehaltene Holz, dann das gleiche mit dem linken Arm.
	Y	2mal	das gleiche, jetzt pausiert X.
	X und Y	4mal	das gleiche.
B 2			wie B 1.

A 3			Beide Arme in Seithalte rechts. Mit beiden gestreckten Armen einen großen Kreis vor dem Körper beschreiben und dabei die Hölzer 8mal zusammenschlagen, anschließend einen Kreis zurückführen mit 8maligem Schlagen,
	X	1mal	
	Y	1mal	beide Arme in Seithalte links, das gleiche, jetzt pausiert X,
	X und Y	2mal	Linie X hat beide Arme in Seithalte rechts, Linie Y in Seithalte links, das gleiche.
B 3			wie B 1.
A 4	X	2mal	Die Hölzer abwechselnd vor und hinter dem Körper zusammenschlagen (Schlag und Schlag und . . .),
	Y	2mal	das gleiche, jetzt pausiert X,
	X und Y	4mal	das gleiche.
B 4			wie B 1.

Bewegungsspiel mit einem Doppelklöppel im Stehen

Rhythmus: $^4/_4$-Takt.

Melodie mit den Abschnitten A B A C A D E A mit jeweils 8 Takten.

Musik: Hinrich Medau, Bewegungsmusik für moderne Gymnastik, «Hüpfen», Kögler Verlag EP 60 131.

Aufstellung: beliebig.

A   Den Doppelklöppel mit der rechten Hand an einem Ball fassen. 4mal seitlich einen Rück-Vorschwung ausführen, den Doppelklöppel in die linke Hand geben und 4mal den gleichen Schwung links.

B   Den Doppelklöppel an beiden Bällen fassen und 8mal vor dem Körper hochwerfen, fangen, nachfedern.

A   Wie A oben.

C   Den Doppelklöppel an beiden Bällen fassen und 8mal prellen, fangen, nachfedern.

A   Wie A oben.

D   Den Doppelklöppel an beiden Bällen fassen, die Arme in Hochhalte.

4mal abwechselnd nach rechts und links führen mit Beugen der Wirbelsäule seitlich.

E Den Doppelklöppel an beiden Bällen fassen, Stoßhalte. 8mal einen großen Kreis vor dem Körper nach vorn ausführen mit Nachfedern in der Stoßhalte.

A Wie A oben.

Für gut geschulte Teilnehmer können die Armschwünge der vorstehenden vier Melodienabschnitte A auf folgende Weise abgewandelt und in der Schwierigkeit gesteigert werden:

Erstes A siehe oben.

Zweites A 4mal abwechselnd rechts und links seitlich rück-vorschwingen mit Klöppelübergabe vorn.

Drittes A 2mal abwechselnd rechts und links einen Rück-Vorschwung seitlich, anschließend 2mal vorn auf den Boden schlagen und den Klöppel in die andere Hand wechseln.

Viertes A 2mal abwechselnd rechts und links einen Kreisschwung seitlich ausführen von unten über hinten, oben vorn, auf den Boden schlagen und den Klöppel in die andere Hand wechseln.

Bewegungsspiel mit zwei Doppelklöppeln im Gehen und Stehen

Rhythmus: $^4/_4$-Takt.

Melodie mit den Abschnitten A B C mit jeweils 8 Takten.

Aufstellung: im Flankenkreis

A Die Teilnehmer fassen mit jeder Hand einen Doppelklöppel an einem Ball.
8 Schritte gegen den Uhrzeigersinn gehen und dabei die Klöppel mit den Hölzern 8mal zusammenschlagen.
8 Schritte auf der Stelle in die Gegenrichtung drehen und die Bälle 8mal zusammenschlagen.
8 Schritte im Uhrzeigersinn gehen und dabei die Klöppel mit den Hölzern 8mal zusammenschlagen.
8 Schritte auf der Stelle zur Mitte drehen und die Bälle 8mal zusammenschlagen.

B

2mal

4 Nachstellschritte in den Kreis gehen, dabei in Hochhalte die Bälle zusammenschlagen, jeweils beim Nachstellen des 2. Fußes.
8 Schritte rückwärts hinausgehen, ohne oder mit Zusammenschlagen der Hölzer vor dem Körper.

C

4mal

Rück-Vorschwung beider Arme seitlich (1 Takt) mit anschließendem Schlagen vorn auf den Boden erst rechts dann links (1 Takt).

Bewegungsspiel mit zwei Luftballons im Stehen oder Sitzen

Rhythmus: $\frac{3}{4}$-Takt.

Melodie mit den Abschnitten A B C D oder A B A B mit jeweils 16 Takten.

Aufstellung: beliebig.

A   Jede Hand hält einen Luftballon an seinem Verschluß. Arme in Hochhalte. 8 oder, auch doppelt so schnell, 16mal beide Luftballons über dem Kopf gegeneinander kreisen.

B   4mal Rück-Vorschwung der Arme seitlich und nach jedem Schwung die Luftballons 2mal auf die Knie tippen, dabei leichtes Kniefedern ausführen (rück – vor – tipp – tipp).

C   2mal abwechselnd den Oberkörper nach rechts und links drehen und an jeder Seite (also rechts, links, rechts, links) beide Luftballons in Brusthöhe 4mal umeinanderdrehen.

D   Den Oberkörper wieder nach vorn halten, Arme in Hochhalte. 4mal die Arme vor dem Körper über Kreuz schwingen und zurück zur Hochhalte und dort die Luftballons 2mal zusammentippen (Schwung – Schwung – tipp – tipp).

21. Kleine Spiele

Die Freude am Spielen geht dem Menschen bis ins hohe Alter nicht verloren. Beim Spielen wird gelacht, und das allein ist Grund genug, kleine Spiele in eine Gymnastikstunde aufzunehmen. Sie eignen sich besonders als fröhlicher Abschluß.

Was wird außerdem «spielend» erreicht?

- Spielen lockert auf, fördert spontane Bewegungen und befreit von Verkrampfungen körperlicher und seelischer Art.
- Spielen fördert die Gemeinschaft, macht aufgeschlossen und erleichtert die Zuwendung zur Gruppe.
- Beim Spiel wechseln ständig die Situationen und damit die Anforderungen an die Teilnehmer, so daß Koordination und Reaktion in besonderem Maße geschult werden.

21.1 Allgemeine Hinweise für die Auswahl von Spielen

- Die Spiele sollen, auch wenn es nicht um die Wette geht, attraktiv und spannend sein und zur Teilnahme begeistern.
- Die Unfall- und Verletzungsgefahr muß beim Spielen, soweit vorauszusehen, ausgeschlossen werden.
- Die Spielregeln sollen einfach und leicht erlernbar sein.
- Die Auswahl der Spiele trifft der Übungsleiter entsprechend den körperlichen und geistigen Fähigkeiten der Teilnehmer.
- Um alle Teilnehmer am Spiel zu beteiligen, richtet sich der Übungsleiter

bei der Spielauswahl nach dem Schwächsten in der Gruppe. Daraus ergibt sich leider, daß die Auswahl der in Frage kommenden Spiele mit zunehmenden Behinderungen in der Gruppe immer kleiner wird.

Methodische Hinweise für Spiele

- Auf jedes Spiel werden die Teilnehmer hinsichtlich der verlangten Fertigkeiten und vorgeschriebenen Regeln sorgfältig vorbereitet.
- Vor Spielbeginn werden die Spielregeln deutlich erklärt, bis sie von allen Teilnehmern verstanden sind.
- Soweit es sich nicht um Parteispiele handelt oder eine besondere Aufsicht nötig ist, beteiligt sich der Übungsleiter am Spiel. Das macht allen mehr Spaß, außerdem kann der Übungsleiter, wenn nötig, den Spielverlauf beeinflussen (z. B. daß jeder Teilnehmer beim Zuspiel berücksichtigt wird).
- Bei Geschicklichkeitsspielen gibt der Übungsleiter genügend Zeit, um durch mehrmalige Wiederholungen Gelegenheit zur Leistungsverbesserung zu geben.
- Die Spiele, deren Regeln das Ausscheiden von Teilnehmern als «Bestrafung» für nicht erbrachte Leistung vorschreiben, sind für Ältere ungeeignet.
- Lieblingsgerät beim Spiel ist der Ball, der mit Rücksicht auf Sehbehinderte möglichst bunt sein sollte.
- Bei Gruppen mit Behinderungen beim Greifen und Fassen sind Säckchen oder geknotete Handtücher vorteilhafter als ein Ball.
- Die Ausdauer und Freude am Spiel sind in den einzelnen Gruppen unterschiedlich. Daher das Spiel beenden, wenn die Stimmung und die Konzentration nachzulassen beginnen.
- Bei Wettspielen (außer bei Staffeln im Kreis) spielt der Übungsleiter möglichst nicht mit, um das Spiel besser beobachten zu können. Sollte aber bei zwei Parteien z. B. wegen ungerader Teilnehmerzahl eine Partei einen Spieler weniger haben, muß der Übungsleiter allerdings einspringen oder ein ganz anderes Spiel wählen.
- Bei Wettspielen müssen alle Parteien unter gleichen Bedingungen spielen. Vor- oder Nachteile für eine Partei werden nicht akzeptiert.
- Es ist notwendig, daß der Ablauf der Wettspiele zunächst in Ruhe ausprobiert und dabei geprüft wird, ob alle Teilnehmer den Spielverlauf richtig verstanden haben und die erforderlichen Fertigkeiten beherrschen.
- Der Wortlaut des Startkommandos wird, bevor es ernst wird, deutlich angesagt.
- Auch kleine Wettspiele müssen vom Übungsleiter ernst genommen werden. Sein Auftreten als Schiedsrichter ist bestimmt und korrekt.

- Einige Spieler nehmen Erfolg oder Mißerfolg oft zu ernst. Deshalb muß immer wieder auf den Spaß des Spiels hingewiesen werden.

Hinweise zur Vorsicht beim Spielen

Damit das Spiel gelingt, wird vermieden:

- körperliche und geistige Überforderung,
- Einzelsieger und Einzelverlierer wegen Aufkommen von Ehrgeiz und bitterer Enttäuschung,
- Hektik, Gedränge, Schieben, Stoßen, Zusammenstöße, Stolpern, Fallen,
- Gehen oder Laufen um die Wette,
- Platzwechsel, bei dem es auf Schnelligkeit ankommt.

Beim Zuspielen fester Bälle ist das Zuprellen ungefährlicher als das Zuwerfen. Da einige Teilnehmer einen scharfen Wurf haben, sind in diesen Fällen Kopf, Finger, Brillen und Hörgeräte gefährdet.

21.2 Spielvorschläge

Spielen zum gegenseitigen Kennenlernen ohne Gerät

1 Kennzeichenspiel

Die Teilnehmer gehen nach Musik im Raum durcheinander. Auf Zuruf des Übungsleiters finden sich alle Teilnehmer in Gruppen zusammen, alle

> mit gleicher Augenfarbe
> oder mit gleicher Haarfarbe
> oder Teilnehmer mit oder ohne Brille
> oder mit gleicher Schuhgröße usw.

Diese Gruppen fassen sich zum Kreis und gehen eine Weile gemeinsam im Kreis herum, bis der Übungsleiter wieder zum Durcheinandergehen aufruft.

2 Schattenspiel

Die Teilnehmer gruppieren sich zu zweit. Partner 1 geht unberechenbar mit allen möglichen Bewegungen durch den Raum, Partner 2 folgt als «Schatten», jede Bewegung nachmachend.

Tafel 15

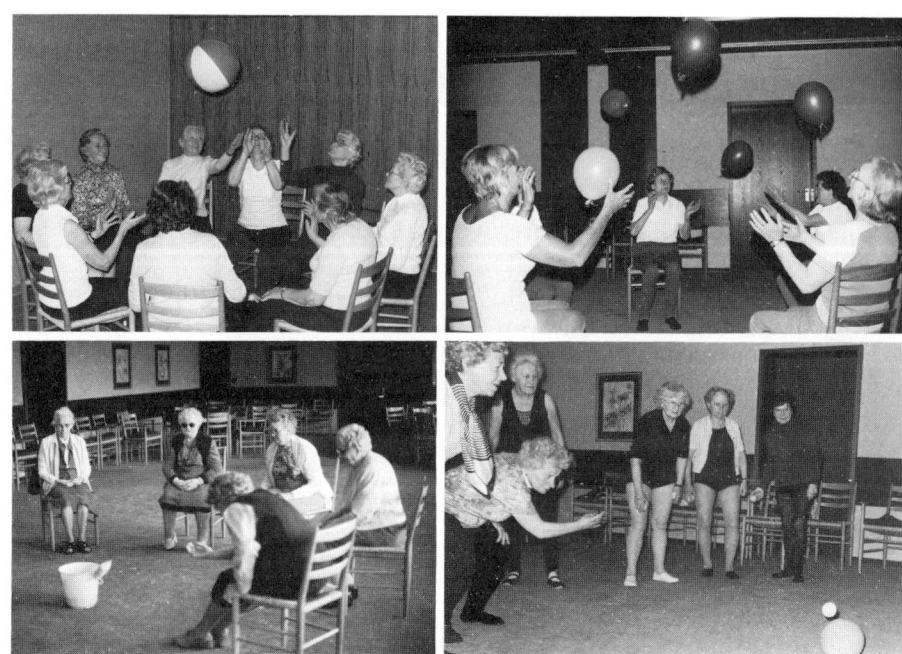

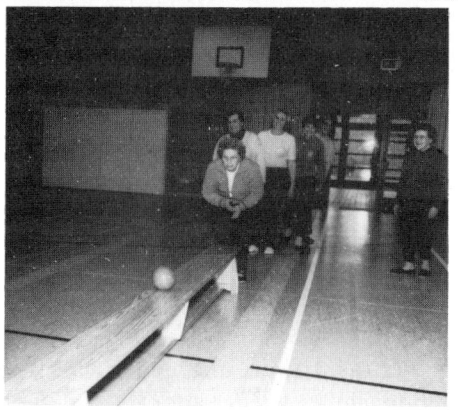

Oben links:	Flugball mit einem Wasserball (Spiel 13)
Oben rechts:	Auf Kommando wirft jeder seinen Luftballon zum rechten Nachbarn
Mitte links:	Zielwerfen eines Säckchens (Spiel 21)
Mitte rechts:	Balltreffen
Unten:	Zielrollen auf der Bank, auch als Wettspiel. (Spiel 22)

3 Spiegelspiel

Die Teilnehmer gruppieren sich zu zweit und stellen sich paarweise gegenüber auf. Der Partner 1 führt ohne oder mit Musik alle möglichen Übungen aus, die der Partner 2 als Spiegelbild gleichzeitig nachmacht.

4 Übungsvorschläge der Teilnehmer

Die Gruppe verteilt sich im Raum. Nach einer rhythmischen Musik zeigt ein Teilnehmer eine Übung vor, die alle mitmachen. Dann gibt der erste Teilnehmer das Kommando an einen anderen Teilnehmer weiter, der eine neue Übung vorzeigt, die alle mitmachen. Nun wird das Kommando wieder weitergegeben, bis alle Teilnehmer eine Übung vorgezeigt haben.

Es geht nicht um die Wette

5 Gerätewandern

Teilnehmerzahl: Beliebig.
Aufstellung: Sitzen oder stehen im Stirnkreis.
Gerät: Unterschiedliche Geräte.
Regel: Ein oder mehrere Geräte werden im Kreis herumgegeben, auf Zuruf wird die Richtung gewechselt oder auf andere Weise, z. B. hinter dem Rücken, weitergegeben.

Der Übungsleiter spielt mit.

6 Zurufspiel

Teilnehmerzahl: Beliebig.
Aufstellung: Sitzen oder stehen im Stirnkreis.
Gerät: Ball, Säckchen oder geknotetes Handtuch.
Regel: Das Gerät im Kreis herumgeben oder in unterschiedlicher Reihenfolge zuspielen (Bälle ggf. zuprellen). Bei der Abgabe des Gerätes sagen die Teilnehmer
- den eigenen Namen
- oder den Namen des Fängers
- oder nach Verabredung einen Tier-, Pflanzen- oder Städtenamen

- oder einen guten Wunsch für den Fänger, z.B. zum Jahreswechsel.

Der Übungsleiter spielt mit.

7 Zweibälle-Prellen

Teilnehmerzahl: Mindestens 8.
Aufstellung: Sitzen oder stehen im Stirnkreis.
Gerät: Zwei Plastikhohlbälle in Fußballgröße.
Regel: Die Teilnehmer prellen sich die Bälle gleichzeitig durcheinander zu. Bei jedem Zuspiel werden die Bälle gefangen.

Der Übungsleiter spielt mit.

8 Ballprellen

Teilnehmerzahl: Mindestens 8.
Aufstellung: Stehen im Stirnkreis.
Gerät: Ein Plastikhohlball in Fußballgröße.
Regel: Die Teilnehmer prellen sich mit der Faust oder flachen Hand den Ball zu. Der Ball darf nicht gefangen werden, sondern wird gleich weitergeprellt. Wie oft gelingt das Prellen, ohne den Ball zu verlieren?

Der Übungsleiter spielt mit.

9 Sechs-Fänge-Spiel

Teilnehmerzahl: Beliebig.
Aufstellung: Sitzen oder stehen im Stirnkreis.
Gerät: Ball, Säckchen oder geknotetes Handtuch.
Regel: Das Gerät wird kreuz und quer zugespielt. Jeder zählt seine eigenen Fänge. Wer 6 Fänge erzielt hat, scheidet aus, sichtbar dadurch, daß er seine Arme verschränkt. In diesem Spiel ist das Ausscheiden keine «Strafe» für begangene Fehler, sondern soll dazu führen, daß alle Teilnehmer gleichmäßig angespielt werden.

Der Übungsleiter spielt mit.

10 Rückspiel nach Abgabe zum Nachbar

Teilnehmerzahl: Beliebig.
Aufstellung: Sitzen oder stehen im Stirnkreis.
Gerät: Ball, Säckchen oder geknotetes Handtuch.
Regel: Die Teilnehmer spielen sich kreuz und quer das Gerät zu. Der Fänger übergibt das Gerät verabredungsgemäß dem rechten (oder linken) Nachbarn, der dann das Gerät weiterspielt.

Der Übungsleiter spielt mit.

11 Nummernspiel mit Platzwechsel

Teilnehmerzahl: Höchstens 10.
Aufstellung: Sitzen im Stirnkreis.
Gerät: Ball, Säckchen oder geknotetes Handtuch.
Regel: Jeder Teilnehmer bekommt eine Nummer (fortlaufend), 1, 2, 3 usw. Die Teilnehmer spielen sich kreuz und quer das Gerät zu und nennen den Fänger nicht mit dem Namen, sondern mit seiner Nummer. Die Gruppe spielt sich das Gerät so lange zu, bis angenommen werden kann, daß jeder die Nummern der anderen Teilnehmer kennt. Nun werden die Plätze getauscht, die Nummern aber beibehalten und wiederum zugespielt mit Nennen der Nummern.

Der Übungsleiter spielt mit.

12 Hindernisprellen

Teilnehmerzahl: Beliebig.
Aufstellung: Sitzen oder stehen im Stirnkreis.
Gerät: In der Mitte des Kreises ist ein leicht umfallendes Hindernis aufgebaut oder es wird ein Feld markiert, z. B. ein Kreis von 50 cm Durchmesser oder ein Quadrat aus 4 Doppelklöppeln, 1–2 Bälle.
Regel: Die Teilnehmer prellen oder rollen sich ein oder zwei Bälle zu, die aber das Hindernis bzw. die Markierung nicht berühren dürfen. Bei jedem Zuspiel werden die Bälle gefangen oder aufgenommen. Wer beim Zuspiel das Hindernis berührt, pausiert (gekennzeichnet durch Verschränken der Arme), bis der nächste Fehler passiert.

Der Übungsleiter spielt mit.

13 Flugball

Teilnehmerzahl: mindestens 6, im Sitzen höchstens 10, da sonst der Kreis zu groß wird.

Aufstellung: Sitzen oder stehen im Stirnkreis.

Gerät: Luftballon, Wasserball oder leichter Schaumgummiball.

Regel: Das Gerät wird mit der flachen Hand, Faust oder dem Handrücken hochgespielt und darf nicht gefangen werden oder auf den Boden fallen. Es wird gezählt, wie oft hintereinander das Gerät hochgespielt wird, ehe es auf den Boden fällt.
Läßt die Häufigkeit des Tippens auffallend nach, so sollte das Spiel wegen Ermüdungserscheinungen beendet werden. Vorsicht, wenn das Gerät im hohen Bogen aus dem Kreis fliegt. Um das Gerät doch noch zu erreichen, lehnen sich sitzende Teilnehmer zu weit zurück und können mit dem Stuhl umkippen.

Abwandlung zum Wettspiel: Dieses Spiel eignet sich auch als Wettspiel zwischen zwei oder mehreren kleinen Parteien. Jede Partei darf das Gerät dreimal fallen lassen, bis dahin werden ihre Schläge zusammengezählt. Welche Partei erzielt die höchste Schlagzahl?

Der Übungsleiter spielt nicht mit, zählt die Schläge und hilft das verlorene Gerät holen.

14 Fliegende Ballons

Teilnehmerzahl: 6 bis 10.

Aufstellung: Sitzen im Stirnkreis.

Gerät: Für jeden Teilnehmer ein Luftballon.

Regel: Alle Luftballons gleichzeitig hochspielen mit Händen, Ellenbogen, Schultern oder wie es gerade günstig ist. Die Ballons dürfen nicht gefangen werden, fällt ein Ballon auf den Boden, bleibt er dort liegen. Jeder tippt den Ballon hoch, der in seine Nähe kommt. Es wird gespielt, bis nur noch wenige oder kein Ballon in der Luft ist. Bei guten Spielern muß das Spiel meist abgebrochen werden, wenn noch zwei Ballons in der Luft sind.

Der Übungsleiter kann mitspielen.

15 Sitzfußball

Teilnehmerzahl:	7 bis 12.
Aufstellung:	Sitzen im Stirnkreis mit ca. 50 cm Zwischenraum.
Gerät:	Ein größerer leichter Ball.
Regel:	Die Teilnehmer spielen sich den Ball gegenseitig nur mit den Füßen zu. Der Ball soll möglichst rollen, höchstens bis Kniehöhe durch die Luft fliegen. Der Ball darf nicht aus dem Kreis herausrollen oder -fliegen.
Abwandlung zum Wettspiel:	Dieses Spiel eignet sich auch als Wettspiel. Je eine Kreishälfte ist eine Partei. Jede Partei versucht, den Ball auf der Gegenseite aus dem Kreis zu spielen. Wird der Ball nicht gehalten und rollt hinaus, so zählt das ein Tor.

Bei diesem Spiel müssen die Teilnehmer so weit auseinandersitzen, daß sie sich nicht gegenseitig treten können (Gefahr für Krampfadern).

Der Übungsleiter kann mitspielen.

16 Neckball

Teilnehmerzahl:	Beliebig.
Aufstellung:	Sitzen im Stirnkreis, ein Teilnehmer steht in der Mitte des Kreises.
Gerät:	Ein größerer leichter Ball.
Regel:	Die Teilnehmer halten ihre Arme vor dem Körper verschränkt. Ein Spieler wirft aus der Mitte des Kreises den Teilnehmern den Ball in beliebiger Reihenfolge zu oder tut so, als würfe er. Die verschränkten Arme dürfen nur zum Fangen des Balles geöffnet werden. Öffnet der Spieler die Arme zum Fang oder zuckt auch nur, wenn der Mittelspieler nur täuschte, so löst er den Mittelspieler ab und neckt nun seinerseits die Mitspieler.

Der Übungsleiter spielt mit.

17 Reaktionsspiel

Teilnehmerzahl:	Beliebig.
Aufstellung:	Sitzen oder stehen im Stirnkreis.
Gerät:	Eine Pappscheibe mit zwei verschiedenfarbigen Seiten.

Regel: Ein Spieler wirft die Scheibe in die Kreismitte. Nach Verab-
                redung muß bei der nach oben zeigenden Farbe eine be-
                stimmte Bewegung ausgeführt werden, z.B. bei Blau klat-
                schen alle in die Hände, bei Rot treten sie mit den Füßen.
                Das gleiche kann mit einem großen Schaumgummiwürfel
                gespielt werden. Die Bewegungen unterscheiden sich dann
                bei geraden und ungeraden Zahlen.

Der Übungsleiter spielt mit.

18 Reifenzielwurf

Teilnehmerzahl: Beliebig.
Aufstellung: Die Teilnehmer befinden sich hinter einer Linie in beliebi-
                ger Aufstellung, der Übungsleiter steht einige Meter ent-
                fernt vor der Linie mit einem Gymnastikreifen in der Hand.
Gerät: Für jeden Teilnehmer ein bis zwei Säckchen, 1 Gymnastik-
                reifen.
Regel: Die Teilnehmer werfen in beliebiger Reihenfolge nachein-
                ander ein Säckchen durch den Reifen. Der Übungsleiter
                hält den Reifen in Schulterhöhe oder führt ihn langsam von
                unten nach oben und zurück, oder dreht ihn langsam hin
                und zurück. Die Entfernung des Übungsleiters von der
                Wurflinie sollte so weit sein, daß das Zielen nicht gar zu
                leicht fällt und auch schon mal ein Wurf daneben geht.

19 «Spießrutenlauf»

Teilnehmerzahl: Beliebig.
Aufstellung: Die Teilnehmer sitzen sich in einer Gasse ca. 5 m voneinan-
                der gegenüber.
Gerät: Für jeden Teilnehmer ein geknotetes Handtuch.
Regel: Der Übungsleiter durchläuft die Gasse in unregelmäßigem
                Lauf, langsam, schnell, gebückt, hochspringend, und die
                Teilnehmer versuchen, ihn mit dem Handtuch abzuwerfen.
                Ein Spaß besonders auch für behinderte Gruppen.

Es geht um die Wette

20 Wettwanderball

Teilnehmerzahl: Eine gerade Zahl von mindestens 10.

Aufstellung: Die Teilnehmer sitzen im Stirnkreis, abwechselnd ein Spieler der Partei 1 neben einem Spieler der Partei 2.

Gerät: Zwei gleichgroße, aber farblich verschiedene Bälle, oder zwei farblich verschiedene Säckchen.

Regel: Ein Spieler der Partei 1 bekommt ein Gerät und ein gegenübersitzender Spieler der Partei 2 ebenfalls. Auf Kommando werden die Geräte in dieselbe Richtung (also beide nach rechts oder beide nach links) innerhalb jeder Partei weitergegeben. Bei der Weitergabe wird also jedesmal ein Spieler übersprungen. Die Geräte sollen so schnell wie möglich umlaufen. Die Partei, der es gelingt, mit ihrem Gerät das der anderen Partei zu überholen, hat gewonnen. Säckchen sind für dieses Spiel besonders geeignet, da sie griffiger sind und beim Hinunterfallen nicht fortrollen.

Der Übungsleiter kann mitspielen.

21 Zielwerfen

Teilnehmerzahl: Mindestens 6.

Aufstellung: Sitzen im Stirnkreis, je eine Kreishälfte ist eine Partei.

Gerät: Für jeden Teilnehmer ein Säckchen oder Ball. In der Mitte des Kreises befindet sich ein stabiler Behälter, der nicht leicht umfällt oder verrutscht und hoch genug ist, damit hineingeworfenes Gerät nicht wieder hinausspringt.

Regel: Die Partei A bekommt die Aufforderung, das Gerät in das Ziel zu werfen, wobei sich jeder zum Zielen genug Zeit nehmen darf. Bei dieser gemeinsamen Ausführung fallen diejenigen nicht so auf, die immer daneben treffen. Es werden die Treffer der Partei gezählt, dann ist Partei B dran. Die Aufgabenstellung unterscheidet sich durch Werfen mit der rechten oder linken Hand, mit beiden Händen aus der Hochhalte, beim Säckchen auch mit einem Fuß.

Der Übungsleiter spielt möglichst nicht mit, verteilt das Gerät wieder an die Teilnehmer.

22 Zielrollen

Teilnehmerzahl:	Beliebig.
Aufstellung:	Die Parteien A und B stehen sich beliebig verteilt ca. 6 m gegenüber, jede hinter einer Linie.
Gerät:	Ein Stuhl, der in der Mitte zwischen den Linien steht, ein Tennisball.
Regel:	Der erste Spieler von Partei A versucht, den Ball durch die Stuhlbeine zur Partei B zu rollen. Der erste Spieler von Partei B rollt zurück. Dann folgen die zweiten Spieler usw., bis alle Spieler einmal dran waren. Gewonnen hat die Partei, von denen die meisten Bälle durchgerollt sind.
Abwandlung:	Mit Schwebebank und einem Gymnastikball. Die Parteien A und B nehmen jede an der Längsseite der Schwebebank Aufstellung und rollen sich nacheinander den Gymnastikball über die Bank zu. Gezählt werden nur die Bälle, die über die gesamte Bank gerollt sind.

Der Übungsleiter kann mitspielen.

23 Balltreffen

Teilnehmerzahl:	Mindestens 8.
Aufstellung:	Die Teilnehmer der Parteien A und B stehen jeweils hinter einer Linie, beliebig verteilt, ca. 8 m gegenüber.
Gerät:	Auf einer markierten Linie in der Mitte zwischen den Parteien liegen mindestens 8 Gymnastikbälle etwa 20–30 cm voneinander entfernt. Jeder Teilnehmer hat ein oder zwei Säckchen (Tennisbälle).
Regel:	Auf Kommando versuchen alle Teilnehmer gemeinsam, mit einem Säckchen einen Ball so zu treffen, daß dieser auf die Gegenseite rollt. Die Partei, die die wenigsten Bälle auf ihrer Seite hat, hat gewonnen.
Abwandlung:	In der Mitte zwischen den Parteien liegt ein größerer Ball. Durch Abtreffen – hierbei nicht gemeinsam, sondern einzeln, wie es die Situation ergibt, versuchen die Parteien, den Ball über die Linie der Gegenpartei zu rollen.

Der Übungsleiter spielt nicht mit.

24 Staffeln in Reihe

Teilnehmerzahl: Eine gerade Zahl von mindestens 10.

Aufstellung: Zwei oder mehr Parteien sitzen in Reihen, die sich nebeneinander befinden.

Gerät: Beliebig.

Regel: Jede Reihe erhält das gleiche Gerät, das nach erfolgtem Kommando so schnell wie möglich von einem Spieler zum anderen nach hinten gegeben wird und vom letzten Spieler wieder zurück nach vorn. Gewonnen hat die schnellste Partei. Die Weitergabe des Geräts kann auf unterschiedlichste Weise erfolgen, z.B. mit einer Hand, mit beiden Händen, über dem Kopf, im Slalom oder vor jeder Weitergabe muß das Gerät in die Höhe geworfen und dabei in die Hände geklatscht werden. Die Weitergabe unter den Stuhlbeinen ist nicht zu empfehlen. Es besteht Schwindelgefahr durch das schnelle Bücken, außerdem kann man sich den Kopf am vorderen Stuhl stoßen.

Der Übungsleiter spielt nicht mit.

25 Staffeln im Kreis

Teilnehmerzahl: Eine gerade Zahl von mindestens 10.

Aufstellung: Sitzen im Stirnkreis, je eine Kreishälfte ist eine Partei.

Gerät: Beliebig.

Regel: Jede Partei bekommt das gleiche Gerät. Die Weitergabe erfolgt möglichst schnell vom ersten Spieler jeder Partei bis zum letzten und zurück. Gewonnen hat die schnellste Partei. Die Möglichkeiten der Weitergabe sind bei Staffeln in Kreisform besonders vielseitig,
z.B. mit den Händen, rechts, links, beidhändig,
hinter dem Rücken,
unter einem angehobenen Bein,
mit den Füßen einen Ball rollen oder das Säckchen schieben oder anheben.

Der Übungsleiter kann mitspielen.

26 Ball über die Schnur

Teilnehmerzahl: Am günstigsten 10 oder 12.

Aufstellung: Zwei Parteien sitzen sich gegenüber, getrennt durch eine möglichst farbige Schnur in ca. 1,50 m Höhe gespannt. Die Teilnehmer sitzen so im Spielfeld verteilt, daß sie fest sitzend mit Hilfe weiten Vor- oder Seitgreifens jeden ankommenden Ball fangen können. Die Größe des Spielfeldes richtet sich nach der Zahl der Spieler und deren Aktionsradius.

Gerät: Großer Schaumgummi- oder Wasserball.

Regel: Die Spieler beider Parteien werfen den Ball über die Schnur hinüber und herüber mit der Absicht, daß die Gegenpartei den Ball nicht fangen kann. Als Fehlerpunkte werden gezählt:

der Ball berührt die Schnur,

der Ball fliegt unter der Schnur hinüber,

der Ball wird so weit oder so seitlich geworfen, daß er für die Gegenpartei nicht erreichbar ist und

der Ball wird nicht aus der Luft gefangen.

Die Dauer des Spiels hängt von der Belastbarkeit der Teilnehmer ab. Es kann verabredet werden, daß ein Spiel bei 10 oder 15 Fehlerpunkten einer Partei beendet ist.

Der Übungsleiter spielt nicht mit.

Anhang

Zusammenstellung von Übungen nach Körperregionen

Die meisten Übungen wurden bereits in vorstehenden Abschnitten unter anderen Gesichtspunkten aufgeführt.

Übungen für die Hände

λ ʃ h ⌐ ʟ 1 Die Hände leicht schütteln bei unterschiedlicher Armhaltung.

ʃ h ⌐ ʟ 2 Die Finger «spielen Klavier» in der Luft oder auf einer Unterlage (Oberschenkel im Sitzen, Matratze bei Bettlägerigen).

ʃ h ⌐ ʟ 3 Die Hände kreisen locker aus dem Handgelenk ein- und auswärts. Um das Mitkreisen der Unterarme zu vermeiden, hält beim Kreisen einer Hand die andere Hand den Unterarm fest.

ʃ h ⌐ ʟ 4 Die Hände aus dem Handgelenk nach rechts und links sowie nach oben und unten bewegen.

ʃ h ⌐ ʟ 5 Die gestreckten Finger spreizen und schließen.

ʃ h ⌐ ʟ 6 Die Hände zur Faust fest schließen, der Daumen bleibt außen, locker oder straff wieder öffnen.

⌐	h	⌐	⌐	7	Die Finger spreizen und krallen.

⌐ h ⌐ ⌐   7   Die Finger spreizen und krallen.

⌐ h ⌐ ⌐   8   Den Fingernagel eines Fingers (nacheinander alle Finger) gegen die Daumenkuppe derselben Hand drücken und wegschnellen.

⌐ h ⌐ ⌐   9   Mit der Fingerspitze (nacheinander alle Finger) um das obere Glied des Daumens derselben Hand kreisen, die Richtung ändern.

⌐ h ⌐ ⌐ 10 An der gestreckten Hand den Daumen abspreizen und mit der Zeigefingerspitze der anderen Hand nach außen dehnen. Dann den Daumen gegen den Widerstand des Zeigefingers zurückführen. Nacheinander alle Finger, wobei die Zeigefingerspitze jeweils gegen die Fingerspitze drückt.

⌐ h ⌐ ⌐ 11 Die Handflächen vor dem Oberkörper aneinanderlegen. Die Fingerspitzen einer Hand drücken die der anderen Hand hintenüber.

⌐ h ⌐ ⌐ 12 Die gespreizten Finger beider Hände mit den Fingerspitzen aneinanderlegen, die Handflächen sind weit auseinander. Die Fingerspitzen federnd kräftig gegeneinanderdrücken, so daß beide Hände nach außen gedehnt werden.

⌐ h ⌐ ⌐ 13 Die Kuppen von Daumen und kleinem Finger einer Hand aneinanderlegen. Die drei übrigen Finger gestreckt spreizen im Wechsel mit Beugen.

Übungen für Arme und Schultern

ʎ ⌐ h ⌐ ⌐ 14 Die Arme locker oder schüttelnd in verschiedene Richtungen bewegen.

ʎ ⌐ h   ⌐ 15 Die Schulter kreist rückwärts und vorwärts.

ʎ ⌐ h ⌐ ⌐ 16 Die Schulter heben und senken.

⌐ h ⌐ ⌐ 17 Die Unterarme kreisen vor dem Oberkörper umeinander, dann während des Kreisens die Arme auch leicht vor und zurück oder zur Seite und zurück bewegen.

ʎ ⌐ h ⌐ ⌐ 18 Alle möglichen Formen des In-die-Hände-Klatschens:

Zusammenklatschen der Handflächen, Handrücken, einer Handfläche und eines Handrückens. Klatschen mit unterschiedlichen Armhaltungen, klatschen mit einer Hand auf unempfindliche Körperteile.

ɬ h ⌐ ʟ   19   Kraulschwimmbewegung der Arme oder Greifen in alle Richtungen.

ʎ ɬ h ⌐ ʟ   20   Boxen in alle Richtungen.

ɬ h ⌐ ʟ   21   Die Arme in Seithalte. Abwechselnd mit einer Hand auf die gleichseitige oder gegenseitige Schulter tippen, auch beide Hände gleichzeitig.

ɬ h   22   Die Arme in Seithalte. Mit einem Handrücken von unten kommend das gegenseitige Schulterblatt berühren.

ɬ h   23   Vor-rück- und Kreisschwünge der Arme seitlich des Körpers, auch mit Ausfall- oder Dreierschritt vor- bzw. rückwärts.

ɬ   24   Grätschstellung. Seit- und Kreisschwünge der Arme vor dem Körper, auch mit Ausfall- oder Dreierschritt seitlich.

ɬ h ⌐ ʟ   25   Die Hände vor dem Körper falten. Die Arme vor- oder seitwärts schwingen bzw. führen, dabei die gefalteten Hände drehen, so daß in der Vor- oder Seithalte die Handflächen nach außen zeigen. Die Arme wieder zurückschwingen und die Hände dabei zurückdrehen.

ɬ h ⌐ ʟ   26   Die Arme in Seithalte, die Handflächen zeigen nach oben. Aus der Schulter heraus die Arme so drehen, daß wieder die Handflächen nach oben zeigen.

ɬ h ⌐ ʟ   27   Den Arm gestreckt sehr langsam in verschiedene Richtungen führen und zurück zur Ausgangshaltung. Auch beide Arme gleichzeitig.

ɬ h ⌐ ʟ   28   Die Arme befinden sich in beliebiger Ausgangshaltung. Einige Sekunden die Arme und Hände strecken.

ɬ h ⌐ ʟ   29   Einen oder beide Arme gleichzeitig oder abwechselnd in verschiedene Richtungen federnd aus der Schulter herausziehen. Der Oberkörper geht nicht mit.

I h ⌐ L	30	Trichterkreisen der Arme aus verschiedenen Ausgangshaltungen.
I h ⌐ L	31	Die Arme in Seithalte, die Unterarme rechtwinklig anbeugen und senkrecht stellen. Aus dieser Armhaltung die Unterarme nach unten und oben führen.
I h L	32	Die Arme in Nackenhalte. Die Ellenbogen mehrmals weit zurückfedern.
I h	33	Aus der Hochhalte des rechten Armes die rechte Hand zwischen die Schulterblätter führen. Die linke Hand kommt von unten der rechten entgegen. Beide Hände versuchen sich zu berühren. Auch gegengleich.

Übungen für die Füße

!! h ⌐	34	Den Fuß aus dem Fußgelenk leicht schütteln. Im Liegen ein Bein aufstellen und den Oberschenkel des anderen Beines auf dem Knie des aufgestellten Beines abstützen. Den «frei schwebenden» Fuß lockern.
!! h ⌐ L	35	Den Fuß strecken und anziehen.
!! h ⌐ L	36	Der Fuß kreist aus dem Fußgelenk ein- und auswärts.
!! h ⌐ L	37	Alle Zehen locker bewegen.
!! h ⌐ L	38	Die Zehen krallen und locker lassen. Bei Krampf sofort aufhören.
!! h ⌐ L	39	Die Zehen spreizen und schließen.
!! h	40	Die aufgestellten Füße von der Ferse zur Spitze und zurück zur Ferse abrollen.
h	41	Die aufgestellten Füße von der Ferse über die Außenkante zur Spitze abrollen und genauso wieder zur Ferse abrollen.
!! h	42	Die Füße zum Ballenstand heben. Beim Senken der Füße diese so drehen, daß die Fersen weit nach außen aufgesetzt werden, während die Ballen den Standort nicht verändern. Die gleiche Bewegung zurück ausführen.

Übungen für Beine und Hüfte

!l   43   In den Knien leicht wippen.

!l ɦ   44   Mit der großen Zehe kleine Kreise auf den Boden beschreiben.

!l   45   Grätschstellung. Gewichtsverlagerung mit mehrmaligem Nachfedern auf einem Bein abwechselnd nach rechts und links. Die Knie dabei nicht nach innen verdrehen.

!l   46   Schrittstellung, die Füße leicht nach auswärts aufgestellt. Gewichtsverlagerung abwechselnd nach vorn und hinten.

!l   47   Ein Bein schwingt vor und zurück oder vor dem Körper ein- und auswärts. Der Oberkörper bleibt aufrecht.

!l   48   Ein Bein schwingt um das federnde Standbein mit Auftippen des Fußes über Kreuz vorn und hinten. Der Oberkörper bleibt aufrecht.

!l   49   Das gestreckte Bein vorwärts, rückwärts oder seitwärts spreizen. Der Oberkörper bleibt aufrecht.

!l ɦ ↩   50   Trichterkreisen eines gestreckten Beines.

     ɦ ↩ ɭ 51   Auf dem Stuhl auf der vorderen Hälfte des Sitzes und seitlich mit den Händen abstützen. Ein Bein aus der Hüfte herausziehen, dabei die Ferse weit vorschieben.

     ɦ ↩   52   Einen Oberschenkel anheben und mit beiden Händen halten. Der Unterschenkel wippt locker auf und ab.

     ɦ ↩   53   Einen Oberschenkel anheben und mit beiden Händen halten. Der Unterschenkel kreist.

!l ɦ ↩ ɭ 54   Ein Knie anheben, das Bein strecken und wieder beugen, absetzen.

     ɦ   55   Ein Knie anheben, das Bein strecken und absetzen. Das gestreckte Bein wieder anheben, beugen und absetzen.

     ɦ ↩ ɭ 56   Die rechte Fußsohle an die Innenseite des linken Knies legen.

⌐ ⌐ ↵ ∟ 57 Einen Oberschenkel anheben, mit beiden Händen fassen und federnd zum Rumpf ziehen, der Rücken bleibt aufrecht.

‼ ⌐ ↵ 58 Im Stand ein Knie, im Sitz mit Abstützen der Hände beide Knie, anheben und nach rechts und links führen.

‼ ⌐ ↵ 59 Radfahren vor- und rückwärts mit einem Bein. Im Sitzen und Liegen auch mit beiden Beinen.

Übungen für Rumpf und Wirbelsäule

↕ ⌐ ↵ ∟ 60 Aufrechte Haltung. Den Kopf aus dem Schultergürtel nach oben recken, dabei nicht den Kopf nach vorn oder hinten neigen.

↕ ⌐ ↵ ∟ 61 Aufrechte Haltung. Den Kopf nach rechts und links drehen.

↕ ⌐ ↵ ∟ 62 Aufrechte Haltung. Den Kopf so weit wie möglich zur Seite drehen, dort nach unten beugen, wieder aufrichten und zurück.

↕ ⌐ ↵ ∟ 63 Aufrechte Haltung. Den Kopf nach rechts und links neigen.

⌐ ∟ 64 Aufrechte Haltung. Den Kopf nach rechts neigen und die rechte Hand von oben kommend auf das linke Ohr legen. Kurze Zeit die Dehnung durch den Druck der Hand auf dem Ohr spüren, dann den Kopf gegen den Druck der Hand wieder aufrichten.

↕ ⌐ 65 Den Rumpf Wirbel für Wirbel nach vorn beugen und genauso wieder aufrichten.

⌐ 66 Auf der vorderen Stuhlhälfte sitzen, den Rücken anlehnen, wenn nötig mit den Händen am Stuhl abstützen. Beide Knie anheben, halten, wieder senken und die Füße mit den Zehenspitzen zuerst langsam wieder aufsetzen. Je langsamer die Ausführung dieser Übung ist, um so wirksamer. Vorsicht, Preßatmung.

⌐ ∟ 67 Auf der vorderen Stuhlhälfte sitzen, die Beine nach vorn strecken, die Fersen sind aufgestellt. Ohne den

176

Kopf fallen zu lassen, beide Hände mit leichter Berührung der Beine zu den Füßen führen und wieder aufrichten.

 h | 68 | Auf der vorderen Hälfte des Stuhles sitzen, die Beine leicht grätschen. Der gestreckte Oberkörper – die Wirbelsäule bleibt gerade – bewegt sich vor und zurück, von rechts nach links oder kreist. Das Gesäß dabei nicht abheben, nur die Gewichtsverlagerung während der Bewegung ist zu spüren. Während der Bewegung Pausen einlegen, d. h. den Oberkörper in extremen Stellungen kurz halten (weiteratmen).

h | 69 | Arme in Seithalte. Ohne Abheben des Gesäßes den Oberkörper nach rechts und links verschieben.

h ⌐ | 70 | Leichte Grätschstellung. Mit dem Ellenbogen des gebeugten Armes (oder Arme in Nackenhalte) abwechselnd rechts und links das gleichseitige Knie, dann auch das gegenseitige, berühren. Die Bewegung kann im Sitzen mit feststehenden Füßen, im Sitzen und Liegen mit dem, dem Ellenbogen entgegenkommenden, Knie ausgeführt werden. Nach jeder Knie-Ellenbogen-Berührung den Oberkörper aufrichten.

h | 71 | Die Arme in Seithalte. Abwechselnd eine Gesäßhälfte abheben mit möglichst geringer Schaukelbewegung des Oberkörpers. Die Füße heben dabei vom Boden ab.

ɪ h | 72 | Grätschstellung. Die Fingerspitzen beider Hände liegen locker auf der gleichseitigen Schulter. Ein Arm fällt seitwärts hinunter mit Seitbeugung der Wirbelsäule. Im Stehen dabei nicht mit der Hüfte zur Gegenseite ausweichen.

ɪ | 73 | Grätschstellung. Die Wirbelsäule dreht sich mehrmals nach rechts und links, wobei die locker herabhängenden Arme nach rechts und links pendeln.

ɪ h ∟ | 74 | Mit Drehung der Wirbelsäule fassen beide Hände zusammen abwechselnd an die rechte und linke Seite des Sitzes, im Stand an die rechte und linke Seite der Hüfte.

ɪ h | 75 | Die Arme in Seithalte oder Nackenhalte oder die

177

Hände an die Hüfte. Der Oberkörper dreht federnd weit zur Seite, das Becken dreht nicht mit. Der Kopf dreht mit oder bleibt nach vorn gerichtet.

Literaturhinweise

Barth, Elisabeth: Altersturnen. Magglingen 1976
Brinkmann, A./Roder, A. (Hg.): Freizeitsport mit Senioren. Reinbek 1985
Bucher, Walter (Hg): 1013 Spiel- und Übungsformen für Senioren. Schorndorf
    1986
Brügmann, Eberhard: Sport für ältere Menschen. München 1974
Cotta, Horst: Der Mensch ist so jung wie seine Gelenke. München 1979
Diem, Liselott: Aktiv bleiben – Lebenstechnik ab 40. Stuttgart 1974
Hettinger, Theodor: Fit sein – fit bleiben, Isometrisches Muskeltraining für den
    Alltag. Stuttgart 1989
Kohlrausch, W./Schulz-Kohlrausch, L.: Rheuma-Gymnastik. Stuttgart 1981
Lehr, Ursula: Psychologie des Alterns. Heidelberg 1977
Lehrl S./Fischer, B.: Selber denken macht fit. Ebersberg 1986
Meusel, Heinz: Sport, Spiel, Gymnastik in der zweiten Lebenshälfte. Bad
    Homburg 1982
Noder, Walter: Leistungsfähig über 40. München
Reutherborg, Ulla: Gruppenübungen in der Krankengymnastik und Gymna-
    stik. Stuttgart 1980
Schmidt, D./Schießl, D.: Ganzheitliches Gehirntraining für Senioren. Bonn
    1990
Schneidrzik, W. E. J.: Gesundheitsratgeber für Senioren, Stuttgart 1990
Schwäbischer Turnerbund (Hg.): Gymnastik, Spiel und Sport für Senioren.
    Schorndorf 1981
Zimmermann, Ingrid: Leitfaden zum Beckenbodentraining. Hannover
Zuhrt, Renate: Stundenbilder, Gruppengymnastik im Altersheim. Stuttgart
    1984

Stichwortverzeichnis

Gymnastik und Krankengymnastik

Krahmann
Bewegungstherapie im Sitzen
Neubearbeitung der Hockergymnastik von W. Kohlrausch und H. Teirich-Leube
1990. Etwa 96 S., etwa 67 Abb., kt. etwa DM 19,80

May/May-Ropers
Balance und Bewegung
Anregungen für die Therapie von Haltungs- und Bewegungsstörungen nach Nowotny
2., völlig neubearb. u. erw. Aufl. 1990. Etwa 230 S., etwa 167 Abb. in 302 Einzeldarst., Ringheftung etwa DM 48,–

Jung
Nimm den Stuhl und übe
Eine Gymnastik rund um den Stuhl
2. Aufl. 1989. X, 67 S., zahlr. Zeichng., Ringheftung DM 19,80

Kohlrausch
Rheuma-Gymnastik
Eine Anleitung auch für Ungeübte und Ältere
4. Aufl. 1987. 80 S., 163 Abb., Ringheftung DM 14,80

Winkel
Wichtige Informationen bei Rückenbeschwerden
Wie helfe ich mir selbst? Wie vermeide ich Rückenbeschwerden?
1989. VIII, 36 S., div. Abb., kt. DM 12,–

Risch
Gesunder Rücken – Gesunder Nacken
Wege zur Selbsthilfe
1989. XII, 123 S., 294 Fotos, Ringheftung DM 39,80

Risch
Gesunde Füße und Beine
Fuß- und Beingymnastik. Venentraining
2. Aufl. 1988. X, 147 S., zahlr. Abb., Ringheftung DM 19,80

Rick
Tanztherapie
Eine Einführung in die Grundlagen
1989. XVI, 179 S., zahlr. Abb., kt. DM 54,–

Zuhrt
Stundenbilder
Gruppengymnastik im Altenheim
1984. VIII, 70 S., 50 Abb., Ringheftung DM 28,–

Preisänderungen vorbehalten.

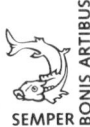

GUSTAV FISCHER VERLAG SEMPER BONIS ARTIBUS Stuttgart New York

Ärztliche Ratschläge